PRÉCIS
D'AUSCULTATION

PAR

Le Dr COIFFIER (du Puy)

LAURÉAT DE L'ACADÉMIE DE MÉDECINE

QUATRIÈME ÉDITION

REVUE ET AUGMENTÉE

Avec 93 figures coloriées, intercalées dans le texte

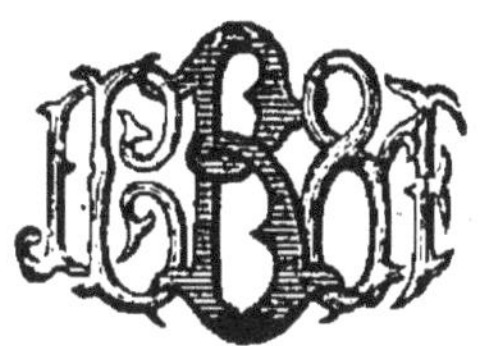

PARIS

LIBRAIRIE J.-B. BAILLIÈRE ET FILS

19, rue Hautefeuille, près du boulevard Saint-Germain

1897

TABLEAU DES SIGNES

Craquements, symptôme de phtisie.............................

Expiration prolongée, signe également de phtisie......

Frottements (pleurésie sèche)..........................

Râles secs ou sonores (bronchite à sa 1re période).
- Sibilants (bronchite des petites bronches).....................
- Ronflants (bronchite des grosses bronches)..................

Râles muqueux ou sous-crépitants (bronchite à sa 2me période)....
- Fins (bronchite des petites bronches).
- Moyens (bronchite des moyennes bronches).................
- Gros (bronchite des grosses bronches).................................

Râles crépitants, caractéristiques de la pneumonie......

Souffle (pneumonie, pleurésie).........................

Signes cavitaires : gargouillement, souffle caverneux ou amphorique, voix caverneuse ou amphorique, etc. (phtisie à sa 3me période)..............

Voix chevrotante ou égophonie (pleurésie)............

Sonorité normale à la percussion, en jaune..............

Sonorité exagérée (tympanisme), en rouge............

Sonorité diminuée (submatité ou matité), en bleu.....

PRÉCIS

D'AUSCULTATION

TRAVAUX DU MÊME AUTEUR

Indications cliniques fournies par la pupille : — Thèse pour le doctorat ; broch. in-8 de 121 pages : Paris, 1879.

Description d'une nouvelle pile électrique : — *in* journal *l'Électricien*, Paris, 1er avril et 1er mai 1883.

Médecine et thérapeutique rationnelles : — 1 volume in-18 de 432 pages, avec figures. J.-B. Baillière, Paris, 1884.

Médecine antiseptique : — Mémoire récompensé par l'Académie de médecine (Mention honorable, 1885).

Projet de création d'un observatoire sur le Mézenc : — Broch. de 20 pages, imprimerie Marchessou, Le Puy, 1885.

Esquisse d'une méthode pour la vérification clinique des médicaments. Broch. in-18 de 200 pages.

De l'aspiration clinique des gaz intestinaux : — Mémoire de 60 pages, *in* Académie de médecine, 16 mars 1886.

Cinq applications nouvelles de la seringue de Pravaz ; — Mémoire de 80 pages, *in* Académie de médecine, 6 juin 1886.

Étude de psychologie ; — Empoisonnement par le varaire ; — Éclairage de la ville du Puy à l'électricité ; — Établissement d'un tramway (1892) ; — Rapports sur une maladie des veaux, spéciale à la Haute-Loire : — *in* Tomes IV, V et VI des *Mémoires de la Société agricole et scientifique de la Haute-Loire*.

Note sur la réorganisation de l'hygiène publique en France. — Académie de médecine, séance du 25 janvier 1887.

Origine d'une épidémie de croup : — Mémoire récompensé par l'Académie de médecine (Médaille de bronze pour le service des Épidémies en 1887).

Cinq mémoires sur la vaccine, récompensés par le Ministre de l'Intérieur (Médailles d'argent pour les années 1882-1883-1886 et 1887 ; médaille d'or en 1888).

Étude sur le réflexe auditivo-palpébral : — Mémoire de 110 pages, *in* Académie de médecine, 19 août 1890.

L'influenza au Puy en 1890 : — Mémoire de 600 pages (Médaille d'argent du Ministère de l'Intérieur).

La vaccine et la variole au Puy en 1890 (Prix de vaccine à l'Académie de médecine, 1890).

Procédé facile pour la vérification de l'alcool : — Broch. de 14 pages, imprimerie Marchessou, Le Puy, 1896.

4057-96. — CORBEIL. Imprimerie ÉD. CRÉTÉ.

PRÉCIS
D'AUSCULTATION

L'Auscultation, — découverte en 1816 par le médecin français Laënnec, — est l'action d'appliquer l'oreille sur le corps d'un malade pour écouter les bruits qui se font entendre dans son intérieur et en tirer des conclusions sur la nature des maladies des organes profonds.

En représentant ces bruits par des signes particuliers, tels que ceux inscrits dans le tableau qui précède, il est facile de composer des figures simples et méthodiques qui, mieux que tous les raisonnements et les longues descriptions, fixent dans l'esprit la *nature*, le *siège*, l'*étendue* et la *marche* des lésions dans chaque affection.

Nous allons étudier successivement, en suivant cette méthode qui nous est propre, l'*auscultation des poumons*, celle du *cœur*, et celle des autres *organes*.

1^2

PREMIÈRE PARTIE

AUSCULTATION DES POUMONS

CHAPITRE PREMIER

GÉNÉRALITÉS.

Article Ier. — Situation des poumons.

Les poumons (fig. 1 et 2) occupent presque toute l'étendue de la poitrine et, situés de chaque côté du cœur, s'étendent, de haut en bas, depuis le sommet des épaules jusqu'au diaphragme *abcd*, et, d'avant en arrière, du sternum à la colonne vertébrale.

Leur partie supérieure est désignée sous le nom de *sommet*, leur partie inférieure sous celui de *base*.

Article II. — Auscultation a l'état normal.

Lorsqu'on ausculte, au niveau des poumons, la poitrine d'une personne qui se porte bien, on entend, à chaque respiration, une sorte de bruit léger

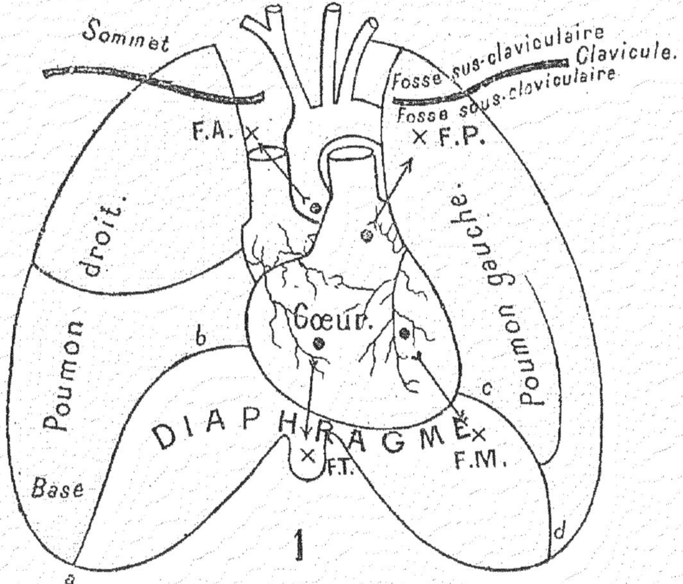

Fig. 1. — Poumons, face antérieure.

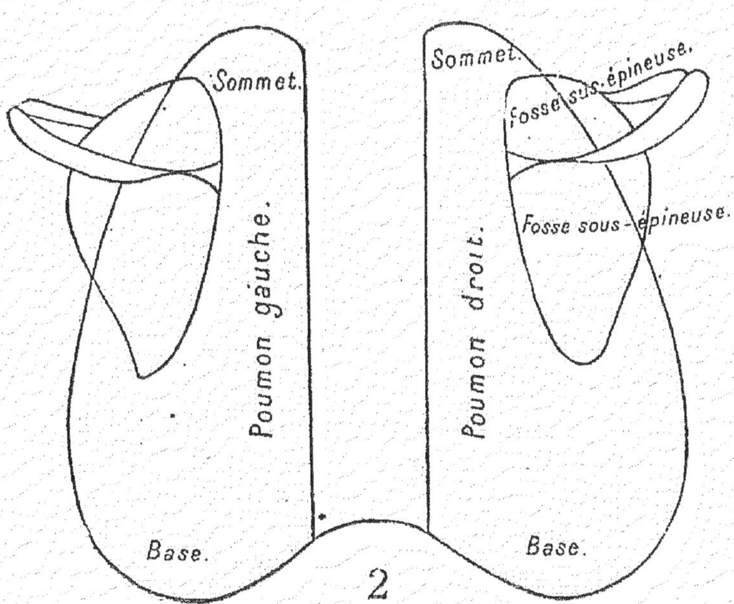

Fig. 2. — Poumons, face postérieure.

(*murmure respiratoire*), analogue à celui que produit une personne dormant d'un sommeil paisible, et composé de deux bruits secondaires bien distincts :

Le premier (*bruit de l'inspiration*) est doux, moelleux, aspiratif, trois fois plus long et plus fort ;

Le second (*bruit de l'expiration*) est au contraire très faible, très court et à peine perceptible.

Le mot UUU — U, dont la première syllabe, à plusieurs U, correspond à l'inspiration, et la seconde, à un seul U, à l'expiration, donne, lorsqu'on le prononce à voix basse, une idée assez exacte du bruit respiratoire naturel.

Article III. — Auscultation a l'état morbide.

Dans la maladie, on entend d'autres bruits, qui ont reçu chacun un nom spécial et qui indiquent immédiatement au médecin à quelle lésion il a affaire. Ces bruits sont tous produits par des modifications particulières imprimées par la maladie au *murmure respiratoire*, qui peut être :

— Diminué d'intensité : *faiblesse ou absence de la respiration ;*

— Altéré dans son rythme : *expiration prolongée ;*

— Modifié dans son timbre : *souffle tubaire ; souffle caverneux ; souffle amphorique ;*

— Rendu sonore ou sifflant : *râles secs, sibilants ou ronflants;*

— Entendu humide et mouillé : *râles crépitants; râles sous-crépitants; râles caverneux* (gargouillement);

— Masqué par des bruits étrangers : *frottements, craquements;*

— Ou couvert par la voix, quand on fait parler le malade : *voix chevrotante; voix caverneuse; voix amphorique.*

Nous allons étudier séparément ces *quatorze* signes auscultatifs, qui donnent, à eux seuls, la clef de toute l'auscultation pulmonaire.

§ 1er. — **Faiblesse ou absence de la respiration.**

Quelquefois l'oreille n'entend absolument rien au point ausculté, ou un murmure respiratoire très faible et à peine sensible : U — u, U — u.

Ceci indique — ou que le murmure respiratoire se produit avec moins d'intensité dans le tissu pulmonaire (tuberculose au début), — ou qu'il est transmis moins complètement à l'oreille par suite d'un obstacle (présence d'un liquide dans la plèvre).

On peut être certain : — d'une *tuberculose commençante,* si le point ausculté est le sommet du poumon (voy. fig. 52, p. 71) ; — d'un *épanchement pleural,* si c'est la base (voy. fig. 44, p. 63).

1ᵇ.

§ 2. — **Expiration prolongée.**

Quand le bruit de l'expiration est aussi long que celui de l'inspiration, que le murmure respiratoire naturel UUU — U devient UUU — UUU, c'est-à-dire que sa deuxième syllabe acquiert la même longueur que la première, on dit qu'il y a *expiration prolongée*.

Or, si l'air sort plus difficilement du poumon, cela provient, — ou bien de ce qu'il est chassé avec moins de force, par les cellules pulmonaires privées de leur élasticité normale (emphysème), — ou bien de ce qu'il rencontre un obstacle à son passage dans les ramifications bronchiques (saillies tuberculeuses à l'intérieur de celles-ci).

L'expiration prolongée indique — un *emphysème*, si son siège est en avant de la poitrine, avec sonorité exagérée (voy. fig. 25, p. 45) ; — une *tuberculose*, au contraire, si son siège est au sommet, avec sonorité diminuée (voy. fig. 53 et 54, p. 72).

§ 3. — **Souffle tubaire (respiration bronchique ou tubaire, souffle proprement dit).**

Lorsque le murmure respiratoire, ordinairement doux et moelleux, prend un ton élevé et devient intense *à ses deux temps*, on dit qu'il y a *souffle tubaire*. Aspirez puis soufflez fortement, à plusieurs reprises, à travers le tube d'un stéthoscope, et vous aurez la reproduction exacte du bruit de souffle, tel qu'on l'entend en auscultant : FFFUUU — EUEU, FFFUUU — EUEU.

Le souffle est attribué à une augmentation de densité du tissu pulmonaire (devenu ainsi meilleur conducteur du murmure respiratoire bronchique), — soit que cette augmentation de densité provienne de l'affaissement, par compression, des parties les plus souples de l'organe (épanchement pleural), — soit qu'elle résulte d'une induration spéciale du tissu pulmonaire lui-même (pneumonie).

Le médecin doit penser — à une *pleurésie,* si le souffle est faible, profond, tremblotant, peu distinct, et n'est proportionné ni à l'intensité, ni à l'étendue de la matité thoracique (voy. fig. 46, p. 64); — à une *pneumonie,* au contraire, s'il est intense, superficiel et perçu dans toute l'étendue de la matité (voy. fig. 38, p. 57).

§ 4. — Souffle caverneux (respiration caverneuse).

Quelquefois, en auscultant, on perçoit, à la place du murmure respiratoire normal, UUU — U, qui est léger et très doux, un bruit fort et creux, à timbre légèrement métallique, semblable au bruit qu'on obtient en inspirant et en expirant avec force dans ses deux mains disposées en cavité, c'est-à-dire en une sorte de cornet : c'est ce qu'on appelle le *souffle caverneux* : OUOUOU — OU, OUOUOU — OU.

Le souffle caverneux est l'indice certain d'une *excavation pulmonaire* communiquant avec les bronches.

Il indique une *caverne tuberculeuse*, s'il siège au sommet et chez un jeune sujet (voy. fig. 62, p. 84); — une dilatation bronchique, s'il a son siège en avant et existe chez un vieillard (voy. fig. 19, p. 38).

§ 5. — **Souffle amphorique (respiration amphorique).**

Parfois le murmure respiratoire UUU — U est remplacé par le souffle dit *amphorique*, c'est-à-dire par un bruit retentissant, AAANN — AOUOU, à timbre creux et métallique, analogue à celui qu'on obtient en soufflant dans une amphore ou grande cruche. Aspirez puis soufflez dans une carafe à goulot étroit et à parois résonnantes ou bien dans un arrosoir vide et vous aurez l'impression exacte de ce qu'est le souffle amphorique.

Ce souffle se lie toujours à l'existence, dans la poitrine, d'une cavité anormale et de grandes dimensions.

Il indique presque infailliblement : — un *pneumo-*

thorax, avec communication avec les bronches (voy. fig. 68, p. 89); — ou une très vaste *caverne*, ordinairement tuberculeuse (voy. fig. 62, p. 81).

§ 6. — Râles secs ou sonores.

Le murmure respiratoire est souvent voilé, à un ou à ses deux temps, par des piaulements, ou des ronflements (*bruit de tempête*), qui existent isolément ou ensemble et qu'il suffit d'avoir entendus une seule fois pour les distinguer immédiatement de tous les autres bruits. Ces piaulements PIIII et ces ronflements RRROOU, constituent les *râles secs ou sonores*.

Laënnec attribuait la production de ces râles au passage de l'air à travers de petits rétrécissements bronchiques produits, soit par l'accumulation de mucosités, soit par de légers gonflements congestifs et irréguliers de la muqueuse.

Les râles secs sont le signe certain d'une *bronchite* (*aiguë*, *tuberculeuse* ou *autre*) à sa première période ou période congestive. Ils indiquent — que l'inflammation occupe les petites bronches, quand ils sont fins et aigus : PIIII, PIIII (râles sibilants, voy. fig. 12, p. 31); — qu'elle est au contraire localisée sur les grosses bronches, quand ils sont gros et sourds : RRROOU, RRROOU (râles ronflants, voy. fig. 4, p. 23).

§ 7. — Râles crépitants.

L'oreille perçoit, *à l'inspiration*, une sorte de crépitation très fine, à bulles très nombreuses, égales, légèrement humides, éclatant par *bouffées*, par *fusées* et remplissant, chaque fois, à peu près tout le premier temps de la respiration, jamais le second.

Le murmure respiratoire normal, UUU-U, devient KKKRR-U, KKKRR-U.

Prenez une mèche de cheveux, au-devant de votre oreille, froissez-la légèrement entre vos doigts et vous aurez, pour toujours, une notion nette ou, au moins, une image très ressemblante de ce qu'on entend, en auscultation, par râles crépitants.

Il est admis que ceux-ci sont produits par le passage de l'air à travers des liquides contenus dans les vésicules pulmonaires (Barth et Roger).

Ces râles constituent le signe caractéristique de la *pneumonie* à sa période de congestion, pneumonie — qui est *simple*, si elle siège à la base (voy. fig. 36, p. 55); — souvent *tuberculeuse*, si c'est au sommet.

§ 8. — Râles sous-crépitants ou muqueux.

On entend, aux deux temps de la respiration, à

l'*inspiration comme à l'expiration* (ce qui les différencie des râles crépitants), une sorte de bruit, humide et mouillé, analogue à celui qui serait produit par l'éclatement brusque d'innombrables bulles liquides extrêmement petites : GLGLGL-GL. Qu'on se figure le bruit que l'on fait en soufflant, c'est-à-dire en inspirant et expirant doucement, dans de l'eau, à travers un tout petit tube, et l'on aura une image très rapprochée des râles muqueux ou sous-crépitants. Ceux-ci, selon la grosseur de leurs bulles, que l'oreille s'habitue très vite à reconnaître, peuvent être distingués en *fins*, *moyens* et *gros*.

Les râles sous-crépitants se produisent lorsqu'il existe dans les bronches des liquides, tels que des mucosités, du sang ou du pus et que l'air, pendant l'inspiration et l'expiration, traverse ces liquides en formant des bulles (Barth et Roger).

Ils indiquent — la *phtisie à la période de ramollissement*, s'ils siègent au sommet (voy. fig. 57, p. 77) ; — *une bronchite à sa deuxième période ou période de sécrétion*, si leur prédominance est à la base. Dans ce dernier cas, le volume des râles sert à indiquer le siège de la bronchite dans les diverses sections de l'arbre aérien : le sous-crépitant fin annonce l'inflammation des petites bronches (fig. 14, p. 33) ; le moyen, l'inflammation des bronches moyennes (fig. 20, p. 38) ; le gros, celle des grosses bronches (fig. 6, p. 25).

§ 9. — **Râle caverneux (gargouillement).**

C'est un bruit de *glou-glou* analogue à celui que l'on détermine en soufflant et en aspirant fortement, et, à plusieurs reprises, dans de l'eau de savon avec un tube d'un gros calibre. Il s'entend pendant l'inspiration ou l'expiration et souvent dans toutes deux et s'accompagne de *souffle caverneux*, qui le fait immédiatement reconnaître.

Il tient à l'existence, dans le poumon, d'une cavité anormale contenant en même temps du liquide et de l'air et communiquant avec les bronches.

Il est le signe certain — d'*une caverne pulmonaire*, s'il siège au sommet (fig. 59, p. 79) ; — d'*une dilatation bronchique*, s'il occupe un autre point (fig. 20, p. 38).

§ 10. — **Frottements.**

Quelquefois l'oreille perçoit, à un ou aux deux temps de la respiration, des bruits très superficiels, rugueux, inégaux (RRRA-RRA), semblant accompagner les mouvements d'ascension et de descente du thorax : ce sont des frottements. Ceux-ci s'imitent parfaitement, disent Barth et Roger, lorsque, appliquant la paume de la main gauche sur l'oreille, l'on vient à frotter lentement sur le dos des articulations métacarpo-phalangiennes, avec la pulpe des doigts de la main droite. Ils offrent tous les degrés entre le simple frôlement et le râclement.

Ils sont produits par le dépoli et les rugosités des surfaces pleurales, glissant l'une sur l'autre, pendant les mouvements respiratoires.

Ils indiquent toujours une *pleurésie sèche*, — *simple*, s'ils siègent à la base (fig. 50, p. 69); — *tuberculeuse*, s'ils sont au sommet (fig. 54, p. 72).

§ 11. — Craquements.

Ils consistent, comme leur nom l'indique, en une sorte de petits craquements peu nombreux, *inégaux*, légèrement humides, localisés au sommet et se manifestant au premier ou aux deux temps de la respiration : KRRAKRIK-KRRR.

Ils participent du frottement et du râle sous-crépitant, d'avec lesquels on ne parvient à les distinguer que par une grande habitude de l'auscultation.

On explique leur présence par la fonte de tubercules arrivés à la période de ramollissement.

Ils sont toujours l'indice d'une *phtisie confirmée* (fig. 56, p. 75).

§ 12. — Voix chevrotante ou égophonie.

La voix du malade, quand on le fait parler en l'auscultant, revêt un caractère grêle, aigu, tremblotant et saccadé, qui la fait ressembler à la voix d'une chèvre ou de *Polichinelle* : cette voix bien connue d'une personne qui parle en se serrant fortement les narines.

Laënnec attribue ce son vocal à la transmission de la voix à travers une couche mince et tremblotante de liquide.

Cette explication paraît exacte, car la voix chevrotante est l'indice certain d'un *épanchement liquide* dans la plèvre : pleurésie, hydrothorax (voy. fig. 46, p. 64).

§ 13. — Voix caverneuse ou pectoriloquie.

A l'auscultation, la voix du malade paraît creuse, comme celle du ventriloque semble retentir dans un espace creux, et l'on croirait qu'il y a dans la poitrine une caverne qui parle et articule. Auscultez, au moyen du stéthoscope, le larynx d'une personne saine qui parle, et vous aurez une idée nette et exacte de ce qu'on entend par *voix caverneuse*.

Celle-ci nécessite forcément, pour se produire, la présence dans le poumon d'une cavité anormale.

Elle est le signe d'une *caverne* de moyenne grandeur et coexiste ordinairement avec le râle ou le souffle caverneux.

§ 14. — **Voix amphorique**.

On croirait que le malade, que l'on ausculte, parle à travers l'ouverture d'une grande cruche : cette comparaison est caractéristique et donne une idée nette de ce qu'est la voix amphorique : AOUOU.

Celle-ci nécessite, pour se manifester, la présence dans la poitrine d'une très grande excavation.

Elle annonce, de même que le souffle amphorique, — soit un *pneumo-thorax* (fig. 32, p. 51); — soit une très vaste *caverne pulmonaire* (fig. 62, p. 81).

Article IV. — Résumé synoptique.

AUSCULTATION DES POUMONS.

BRUITS PERÇUS.	SIÉGE DE CES BRUITS.		MALADIES QU'ILS INDIQUENT.
Respiration normale : UUU-U..........	Toute l'étendue de la poitrine......		Intégrité de l'appareil respiratoire.
Faiblesse du murmure respiratoire U-u ou son absence complète	Sommet..........................		Phtisie commençante.
	Base.............................		Epanchement pleural.
Expiration prolongée : UUU-UUU......	Sommet..........................		Phtisie commençante.
	Bord antérieur...................		Emphysème.
Souffle tubulaire : FFFUUU-EUEU.....	Ordinairement à la base.	Profond...	Pleurésie.
		Superficiel.	Pneumonie.
Souffle caverneux : OUOUOU-OU......	Sommet..........................		Caverne tuberculeuse.
	Bord antérieur...................		Dilatation bronchique.
Souffle amphorique : AAANN-AOUOU...	Sommet..........................		Grande caverne tuberculeuse.
	Base.............................		Pneumo-thorax.
Râles secs : RRROOU et PIIII.........	Disséminés partout.	Gros : RRROOU.	Bronchite des grosses bronches (1re période).
		Petits : PIIII...	Bronchite des petites bronches (1re période).
Râles crépitants : KKKRR-U..........	Ordinairement la base............		Pneumonie.
Râles sous-crépitants : GLGLGL-GL.....	Sommet..........................		Phtisie à la période du ramollissement.
	Base.............................		Bronchites à la 2e période.
Râle caverneux : GLOU-GLOU.........	Sommet..........................		Caverne tuberculeuse.
	Autre point......................		Dilatation bronchique.
Frottements : RRRA-RRA..............	Sommet..........................		Pleurésie tuberculeuse.
	Base.............................		Pleurésie sèche.
Craquements : KRRAKRIK-KRRR.....	Toujours le sommet..............		Phtisie à la période de ramollissement.
Voix chevrotante ou de Polichinelle.....	Toujours la base.................		Epanchement pleurétique.
Voix caverneuse ou de Ventriloque.....	Sommet..........................		Caverne tuberculeuse.
	Autre point......................		Dilatation bronchique.
Voix amphorique : AOUOU	Sommet..........................		Grande caverne tuberculeuse.
	Base.............................		Pneumo-thorax.

Le *Tableau des signes* que nous avons placé à la première page de ce livre, pour que le lecteur puisse le consulter plus facilement, indique, en regard des principaux bruits auscultatifs, les signes graphiques au moyen desquels nous nous proposons de représenter ces bruits dans le courant de ce travail.

CHAPITRE II

Étant connus les principaux bruits que l'on entend dans un poumon malade, on peut diviser les maladies pulmonaires en trois classes, — se basant sur la qualité du son que rend le poumon lorsqu'on le percute au niveau du point lésé :

1° Les maladies où le point lésé présente la sonorité naturelle. Je les représenterai sur un fond jaune;

2° Celles où le point malade offre, à la percussion, le son d'un tonneau vide (*tympanisme*), c'est-à-dire une sonorité exagérée. Je les dessinerai sur un fond rouge;

3° Celles, enfin, où la partie atteinte résonne comme un tonneau plein (*matité*), c'est-à-dire où la sonorité naturelle est diminuée ou abolie. Je les placerai sur un fond bleu.

ARTICLE Ier. — MALADIES PULMONAIRES A SONORITÉ NATURELLE.

Ce sont : le *rhume*, la *bronchite aiguë*, la *bronchite capillaire*, la *bronchite chronique*, la *dilatation des bronches* et la *coqueluche*.

§ 1er. — Rhume.

Le rhume est l'inflammation des grosses bronches. C'est une bronchite extrêmement légère, qui comprend deux périodes :

Une première, dite *de congestion ;*

Une seconde, dite *de sécrétion.*

I. — Première période ou période de congestion.

La première période est caractérisée par :

— Une sonorité normale dans toute la poitrine ;

— Et quelques gros râles secs ou ronflants (ronflements), sensibles surtout vers la partie moyenne des poumons, au niveau des grosses bronches (fig. 3 et 4) : RRROOU, RRROOU. Souvent, ce n'est que dans les quintes de toux du malade qu'on les perçoit.

Symptômes cliniques. — Le malade ne tousse que depuis quelques jours seulement ; sa toux est sèche et procède par quintes ; il n'expectore que quelques rares crachats transparents ; n'a pas de fièvre ; pas de symptômes généraux.

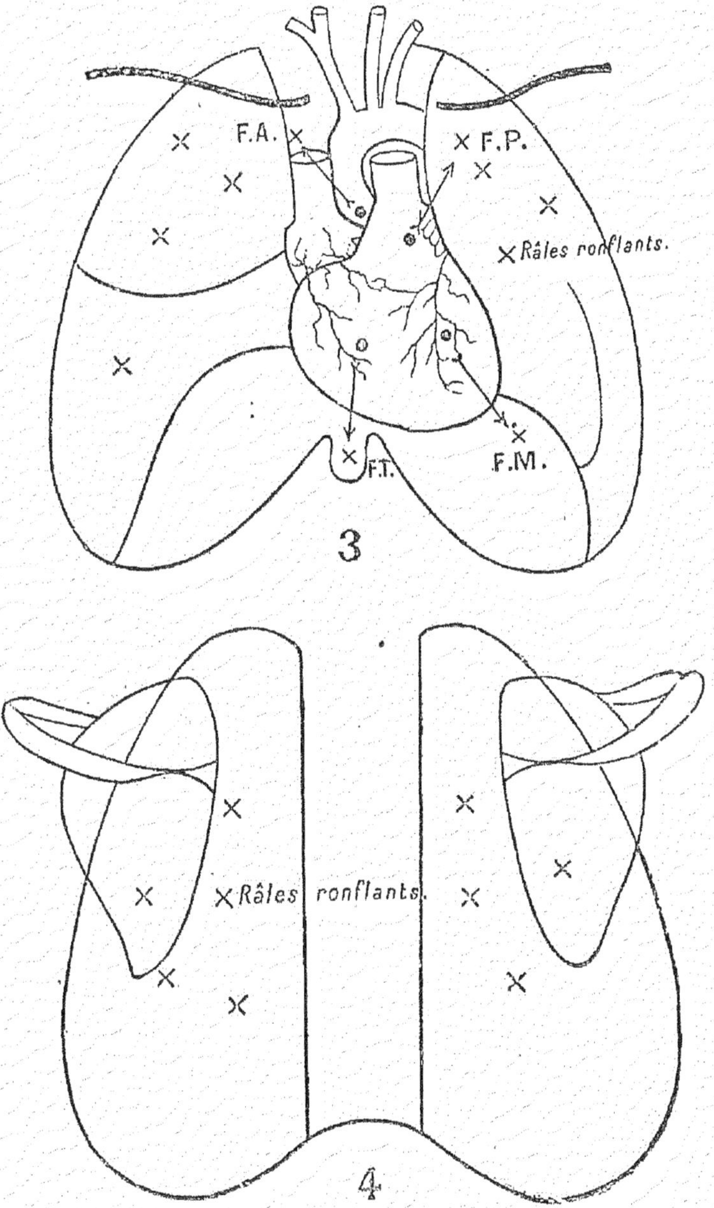

Fig. 3 et 4. — Rhume. Première période ou période de congestion.

II. — *Seconde période ou période de sécrétion.*

La seconde période a pour caractères :

— Une sonorité normale de la poitrine, dans toute son étendue, comme dans la première période ;

— Quelques gros râles muqueux très rares, GLGLGL-GL, GLGLGL-GL, sensibles surtout quand on fait tousser le malade ;

— La localisation de ces râles vers la partie moyenne du poumon (fig. 5 ou 6) au niveau des grosses bronches. Il faut ausculter dans la région sternale ou, en arrière, au milieu du dos, de chaque côté de la colonne vertébrale, pour bien les percevoir.

Symptômes cliniques. — Le malade a des quintes de toux, comme dans la première période, mais sa toux perd son caractère de sécheresse pour devenir *grasse* et humide ; il expectore, plus ou moins facilement, de nombreux crachats épais, opaques, jaunâtres ; il n'a pas de fièvre ; pas de symptômes généraux.

La durée totale de la maladie varie entre huit et quinze jours.

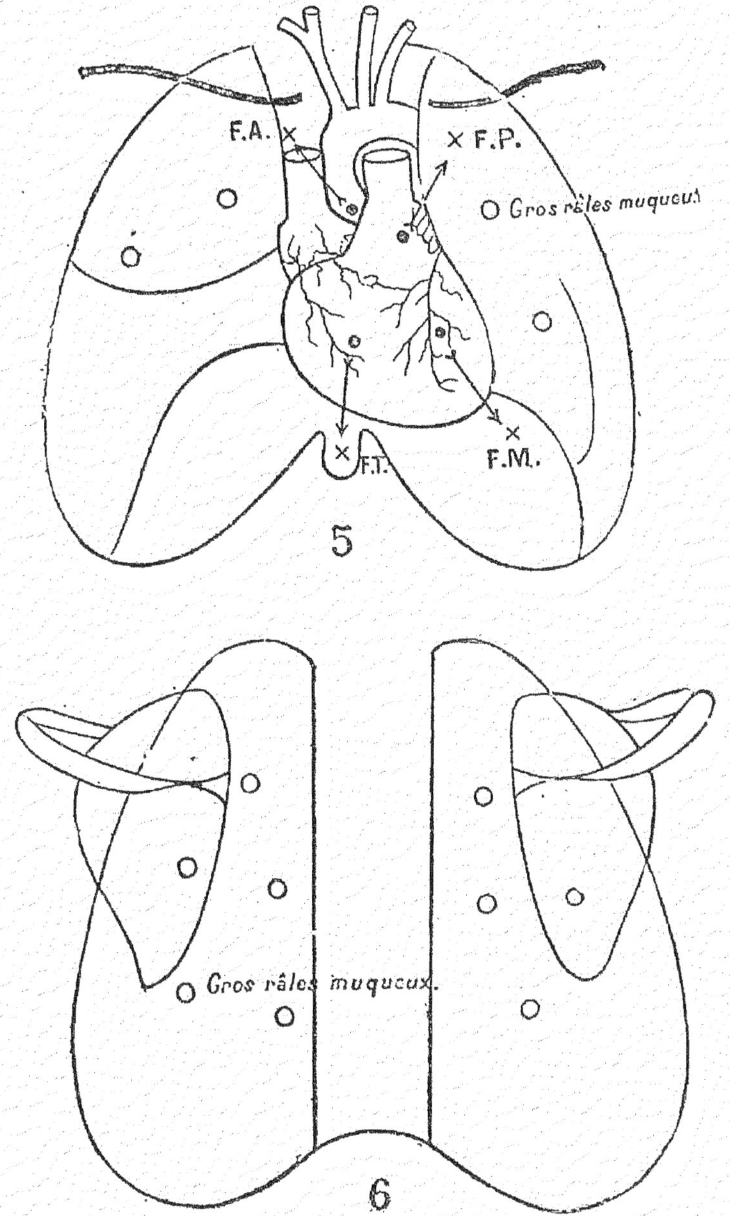

Fig. 5 et 6.— Rhume. Seconde période ou période de sécrétion.

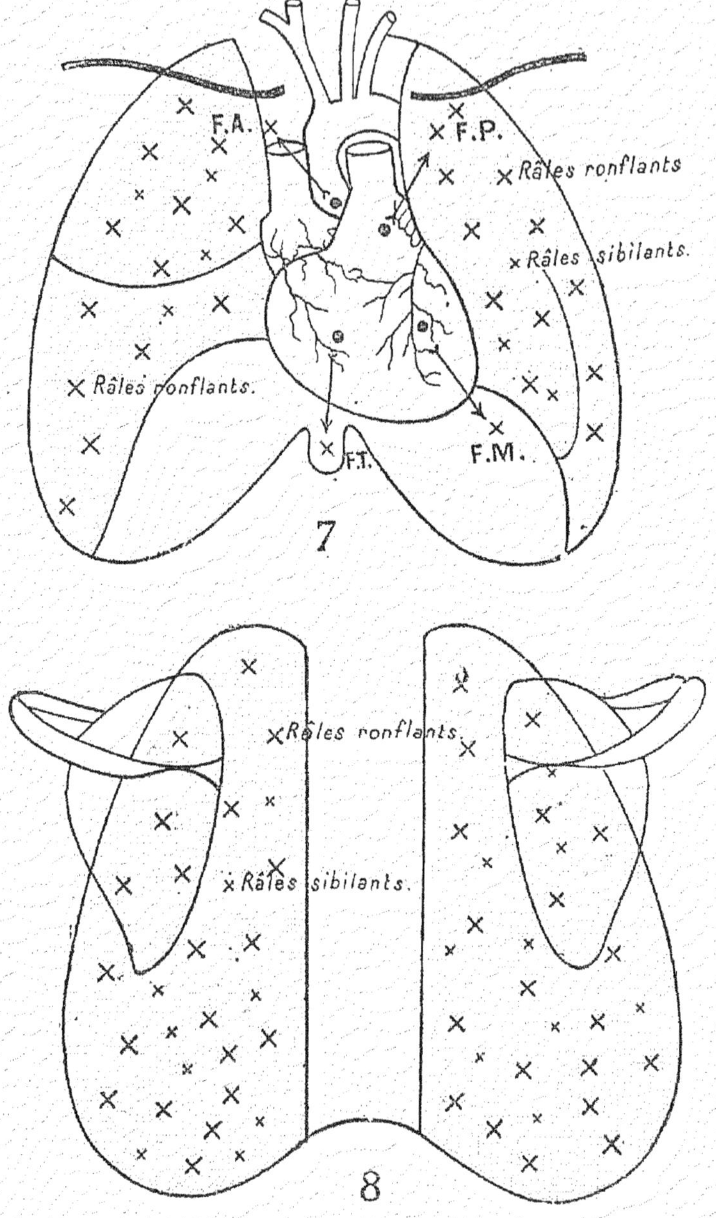

Fig. 7 et 8. — Bronchite aiguë. Première période ou période de congestion.

§ 2. — Bronchite aiguë.

La bronchite aiguë ou inflammation des moyennes bronches a, comme le rhume, deux périodes :

Une première dite *congestive;*

Une seconde ou *période de sécrétion.*

I. — *Première période ou période congestive.*

La première période a pour signes (fig. 7 et 8) :

— Une sonorité normale partout ;

— Des râles secs nombreux, sibilants et ronflants : PIIII, RRROOU ;

— La dissémination de ces râles aux deux poumons, dans toutes leurs parties, mais avec prédominance aux bases.

Symptômes cliniques. — Au début de la bronchite aiguë, la toux est sèche, quinteuse, pénible ; l'expectoration est presque nulle ou ne se compose que de quelques crachats blanchâtres et transparents ; le malade éprouve une constriction légère derrière le sternum ou entre les épaules, a quelques frissons fugaces assez légers, un peu de courbature, de l'inappétence, un pouls un peu fréquent, une température entre 38 et 39 degrés.

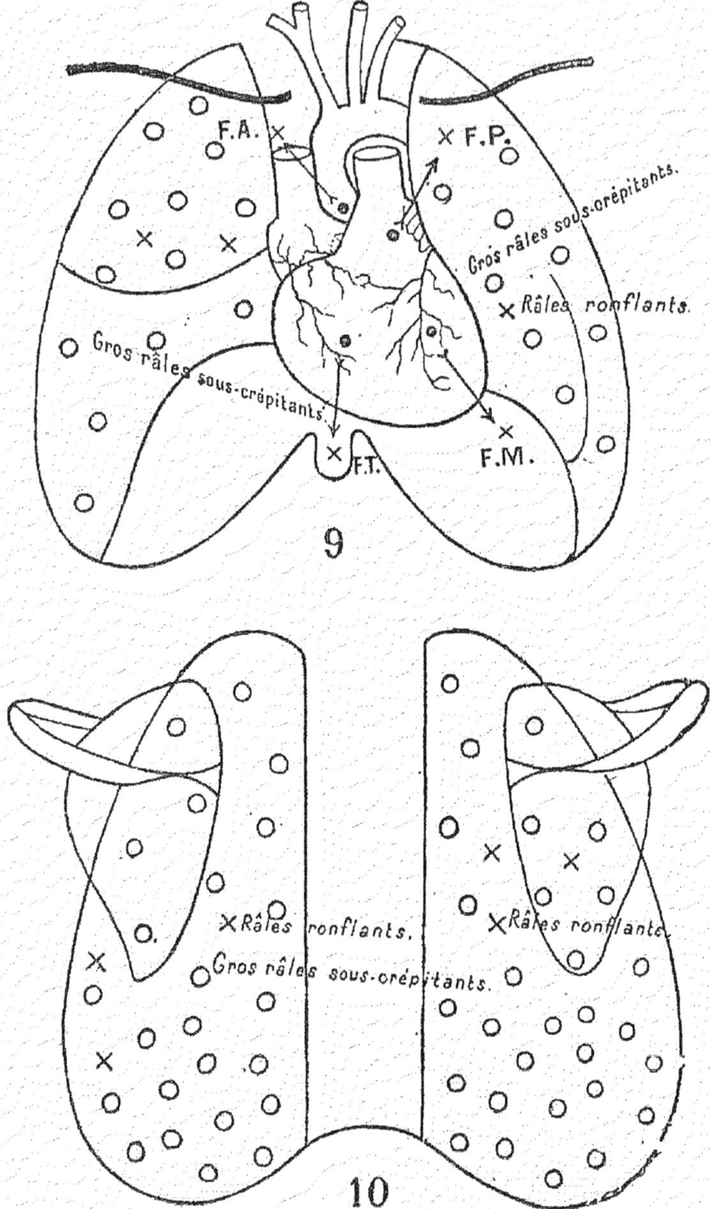

Fig. 9 et 10. — Bronchite aiguë. Seconde période ou période de
sécrétion.

II. — *Seconde période ou période de sécrétion.*

La seconde période présente également :

— Une sonorité normale, à la percussion, dans toute l'étendue de la poitrine ;

— Quelques râles ronflants disséminés (ronflements, piaulements), moins nombreux que dans la première période : RRROOU, PIIII, RRROOU.

— Surtout de gros râles sous-crépitants siégeant principalement vers les bases (fig. 9 et 10) : GLGLGL-GL, GLGLGL-GL.

— Ces signes auscultatifs sont perceptibles dans les deux poumons à peu près également.

Symptômes cliniques. — A cette seconde période, la toux de la bronchite aiguë, tout en restant pénible et quinteuse, devient *grasse* et humide ; le malade a une abondante expectoration de crachats épais, opaques, verdâtres ; il a un peu de moiteur à la peau ; sa fièvre est en décroissance ; il se sent, d'un jour à l'autre, revenir à la santé. La durée totale de la maladie est de dix à quinze jours.

§ 3. — **Bronchite capillaire.**

La bronchite capillaire, ou catarrhe suffocant, consiste dans l'inflammation des petites bronches ét présente, comme le rhume et la bronchite simple, deux périodes bien tranchées : 1° La *période congestive ;* 2° La *période de sécrétion.*

I. — Première période ou période congestive.

La première période a pour symptômes (fig. 11 et 12) :

— Une sonorité normale dans toute l'étendue du thorax.

— *Signe caractéristique :* des râles sibilants très fins et très nombreux, sortes de piaulements, de sifflements, de ronflements, de roucoulements, qui alternent, s'entremêlent, se remplacent et donnent lieu à une cacophonie toute spéciale, à un gazouillement général de tout l'intérieur de la poitrine : PIIII-PIOU-RRROU-KROU-PIIII-RRROU-PSSI, etc....

Symptômes cliniques. — Dans le cours d'une bronchite légère, le malade (très souvent un enfant) est pris tout à coup d'*une fièvre intense* et (signe pathognomonique) d'*une oppression très grande* avec mouvements respiratoires d'une fréquence extrême. Il *tousse péniblement* et *expectore,* avec difficulté, des matières épaisses, non aérées, visqueuses, filantes, mousseuses, souvent opaques : c'est le début d'une bronchite capillaire.

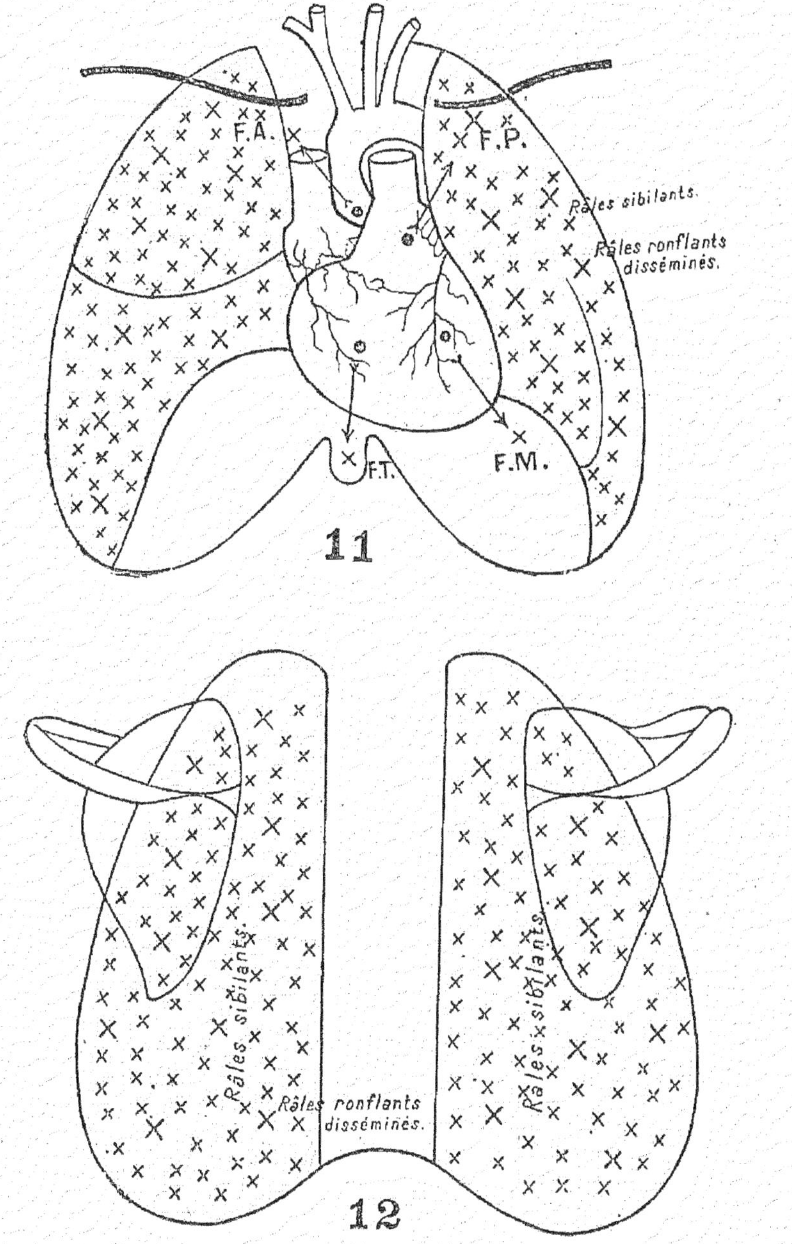

Fig. 11 et 12. — Bronchite capillaire. Période de congestion.

II. — *Seconde période ou période de sécrétion.*

La seconde période, qu'on pourrait confondre avec la broncho-pneumonie (voy. fig. 34, p. 52), mais qui en diffère par l'absence de matité et de souffle, a comme caractères auscultatifs :

— Une sonorité normale partout (fig. 13 et 14) ;

— Quelques râles sibilants et ronflants disséminés : PIIII, RRROOU ;

— De gros râles muqueux localisés vers la partie moyenne du poumon : GLGLGL-GL, GLGLGL-GL ;

— Enfin (signe caractéristique), des râles sous-crépitants fins, très nombreux vers les bases. Ceux-ci s'entendent, à l'inspiration et à l'expiration, sous forme d'un crépitement humide, semblable à celui qui serait produit par l'éclatement simultané d'une multitude de bulles liquides extrêmement petites : GLGLGL-GL, GLGLGL-GL.

Symptômes cliniques. — La dyspnée de la première période ne fait qu'augmenter ; la face devient pâle et se couvre d'une sueur visqueuse ; le creux épigastrique se déprime et, si une médication énergique ne vient enrayer le mal, bientôt le pouls s'accélère, la température s'élève, de gros râles muqueux (râles de l'agonie) apparaissent dans la trachée et le malade meurt dans le coma.

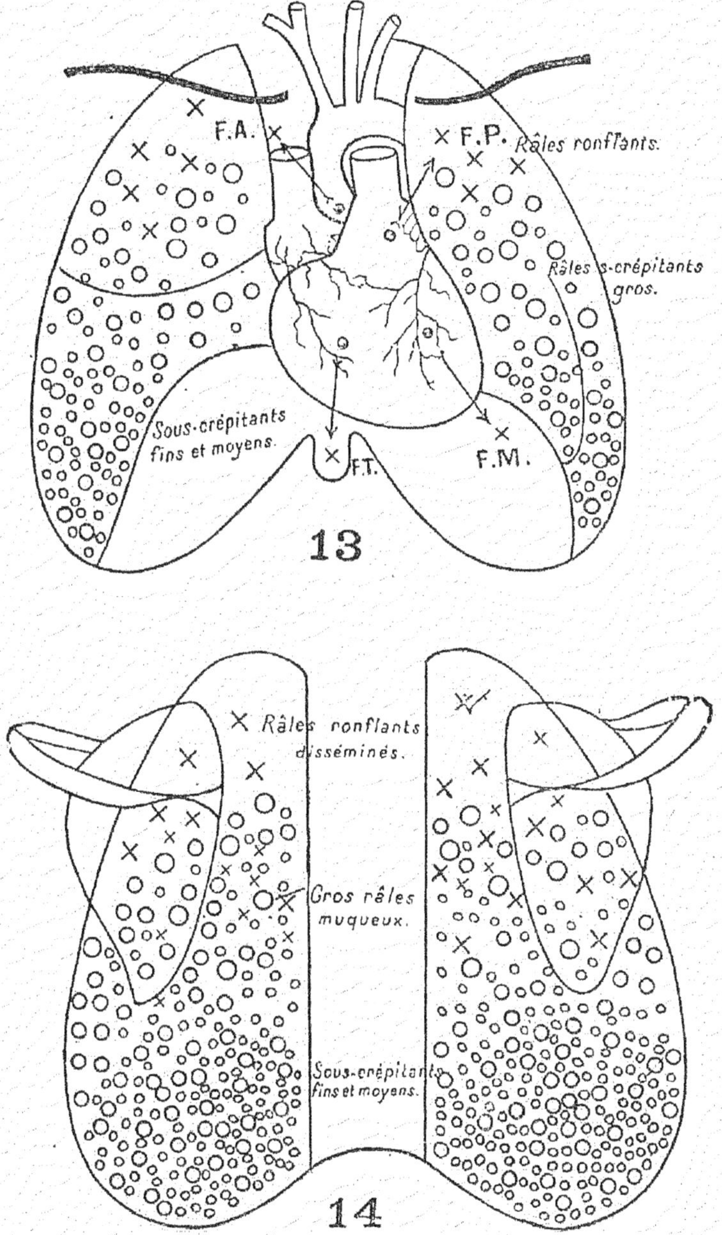

Fig. 13 et 14 — Bronchite capillaire. Période de sécrétion.

§ 4. — Bronchite chronique ou catarrhe.

La bronchite chronique revêt deux formes :

1° Le catarrhe sec ;

2° Le catarrhe humide.

I. — Première forme ou catarrhe sec.

Le *catarrhe sec* a absolument (fig. 15 et 16) les mêmes signes d'auscultation que la bronchite aiguë à sa première période et n'en diffère que par la chronicité (fig. 7 et 8, p. 26).

On a dans les deux cas :

— Sonorité normale dans toute l'étendue de la poitrine ;

— Râles secs (sibilants et ronflants) disséminés un peu partout : PIIII, RRROOU.

Symptômes cliniques. — Le malade (presque toujours un vieillard) a une toux *sèche*, quinteuse, fréquente surtout le matin ; il n'expectore pas ou rend seulement quelques *rares* crachats arrondis, nacrés, d'un gris de perle et de la consistance de l'empois. Il n'y a pas de symptômes généraux et le catarrhe, tout en étant à l'état permanent, peut exister avec toutes les apparences extérieures de la santé. .

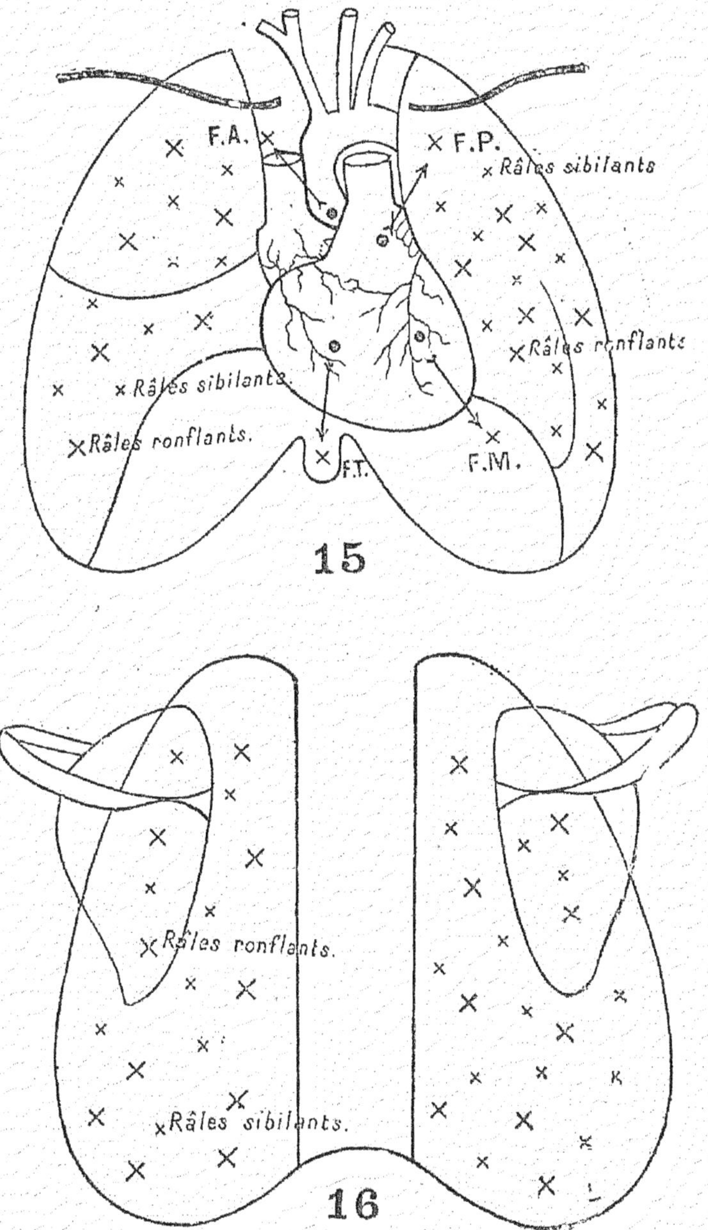

Fig. 15 et 16. — Catarrhe sec.

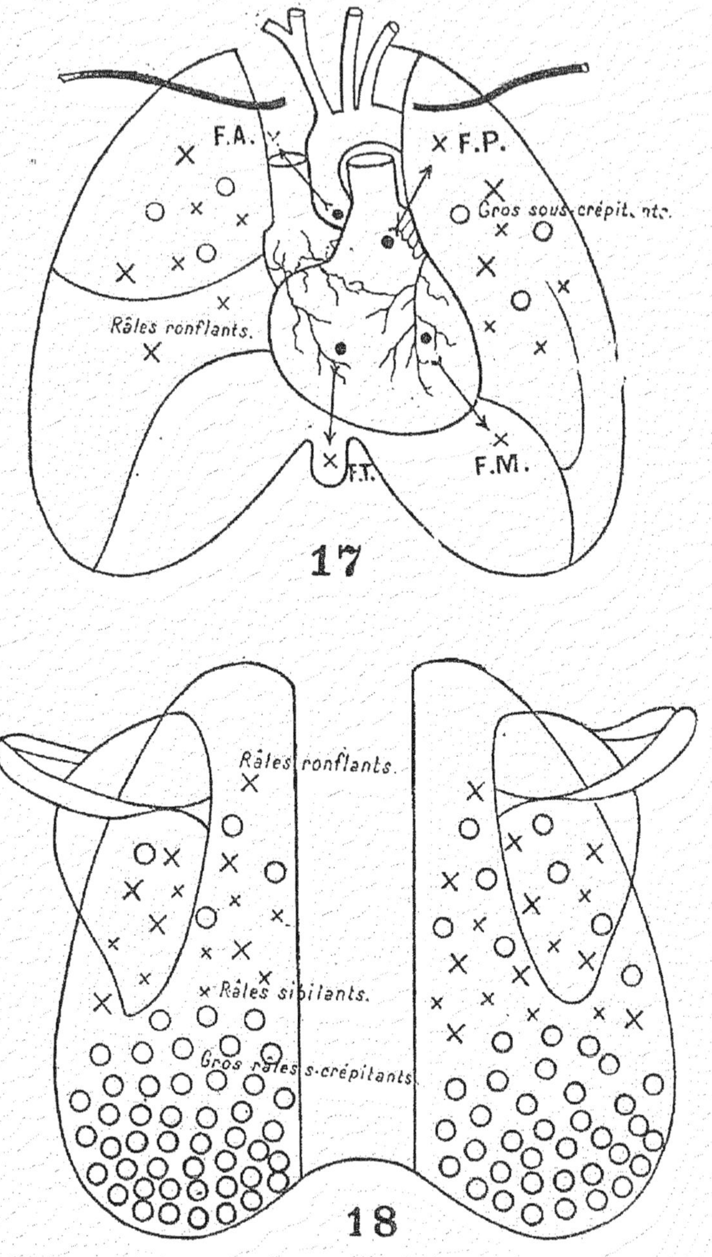

Fig. 17 et 18. — Catarrhe humide.

II. — *Seconde forme ou catarrhe humide.*

Le *catarrhe humide* (fig. 17 et 18) a la même auscultation que la bronchite aiguë à sa deuxième période (voy. fig. 9 et 10, p. 28).

L'on a dans les deux cas :

— Sonorité normale dans toute la poitrine ;

— Gros râles sous-crépitants avec prédominance aux bases : GLGLGL-GL, GLGLGL-GL ;

— Quelques râles ronflants rares et disséminés : RRROOU, RRROOU.

Toute la différence, entre les deux maladies, réside dans la durée, qui est courte dans la bronchite aiguë, longue et chronique dans le catarrhe humide.

Symptômes cliniques. — Le catarrheux humide est, comme le catarrheux sec, un vieillard ; comme lui, il tousse surtout le matin, mais sa toux est *grasse* et il expectore de *nombreux* crachats épais, d'un jaune verdâtre (catarrhe muqueux), ou un liquide filant, visqueux, transparent comme du blanc d'œuf (bronchorrhée). Il n'existe pas de symptômes généraux, le catarrhe humide pouvant, comme le catarrhe sec, n'altérer en rien la santé générale.

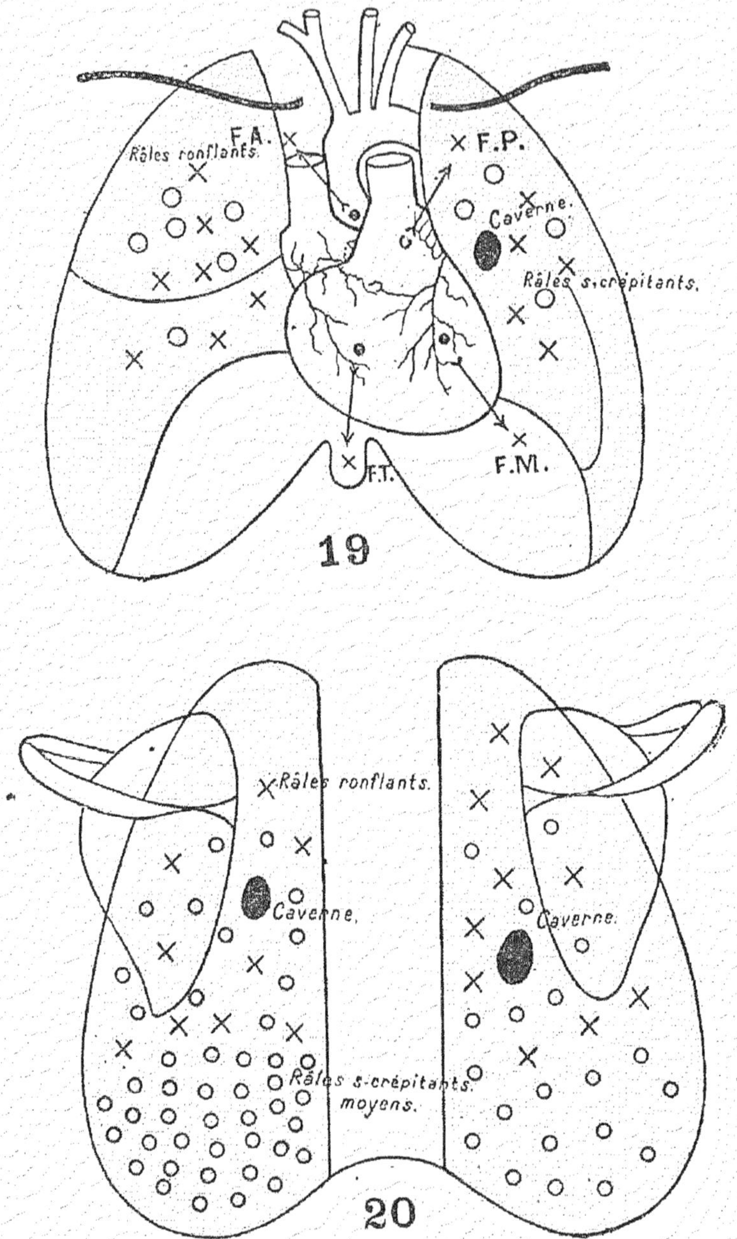

Fig. 19 et 20. — Dilatation des bronches.

§ 5. — Dilatation des bronches.

Les signes de la dilatation bronchique sont :

— Sonorité normale dans toute l'étendue de la poitrine ;

— Râles du catarrhe humide (ronflants RRROOU et gros sous-crépitants GLGLGL-GL), disséminés un peu partout, comme dans celui-ci (voy. fig. 17 et 18) ;

— Enfin, en un ou plusieurs points, un ou plusieurs signes d'une caverne : *gargouillement*(GLOU-GLOU), — souffle *caverneux* (OUOUOU-OU), — et voix *caverneuse* ou de ventriloque (voir fig. 19 et 20).

J'ajouterai :

Que la caverne siège rarement au sommet (caractère important pour la différencier de la caverne tuberculeuse) ;

— Et que la dilatation bronchique est une maladie de la vieillesse.

Symptômes cliniques. — Les mêmes absolument que pour le catarrhe humide (p. 37). Tous les matins, à heure à peu près fixe, le malade (qui habituellement est âgé), a un long accès de toux et expectore abondamment comme le catarrheux (*véritables vomiques bronchiques*). Il se sent soulagé lorsqu'il a *vidé son sac* et déblayé ses *dilatations* des mucosités qui les encombrent. Pas de symptômes généraux.

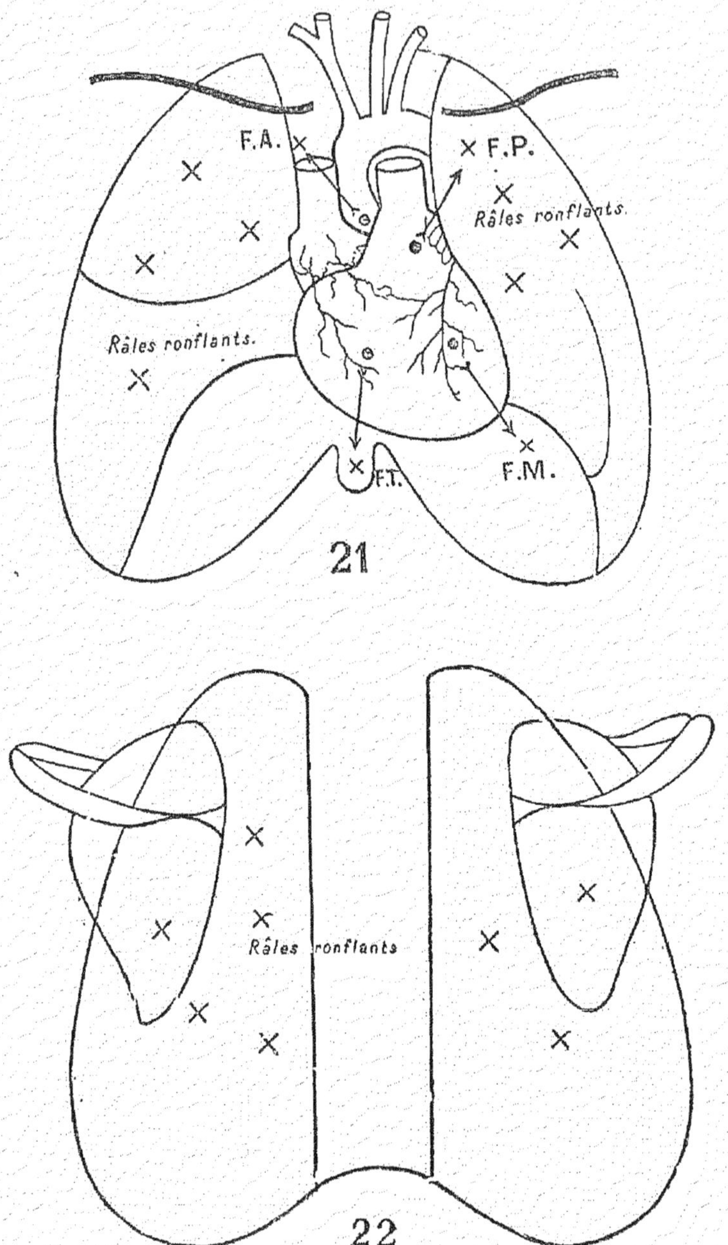

Fig. 21 et 22. — Coqueluche. Période congestive.

§ 6. — Coqueluche.

La coqueluche a absolument la même auscultation que le rhume ordinaire, et n'en diffère que par sa toux, qui est violente, quinteuse, convulsive et tout à fait caractéristique.

On distingue deux périodes :

1° La *période congestive ;*

2° La *période de sécrétion.*

I. — *Première période ou période congestive.*

La première période correspond à la première période du rhume et présente exactement les mêmes signes auscultatifs :

— Sonorité normale partout;

— Quelques gros râles ronflants vers la partie moyenne des poumons : RRROOU, RRROOU.

Les figures 21 et 22 ne sont que la reproduction des figures 3 et 4 (p. 23).

Symptômes cliniques. — La coqueluche a, au début, tous les caractères d'un simple rhume : c'est une toux sèche, légèrement aboyante, entrecoupée d'inspirations incomplètes, mais qui n'ont encore rien de sifflant. On peut la soupçonner déjà, s'il existe une épidémie, mais on ne peut affirmer son existence que lorsque ont apparu les accès caractéristiques de toux convulsive dont il sera parlé à la deuxième période.

3^2

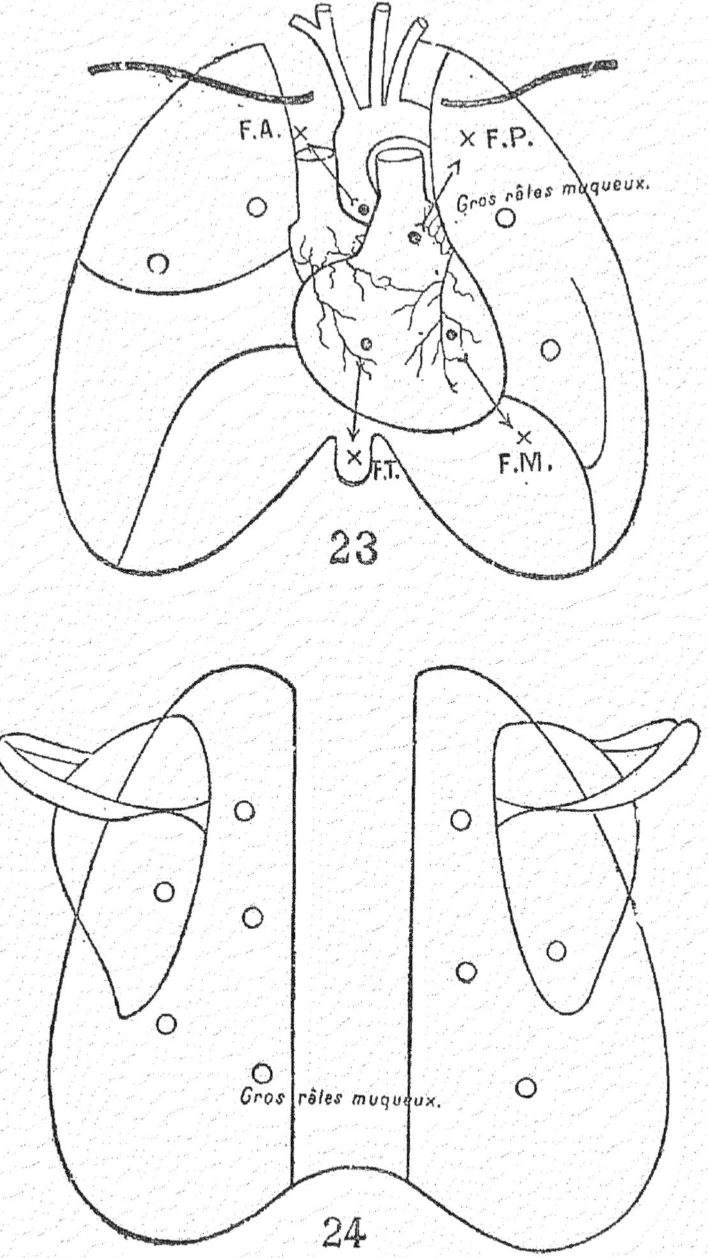

Fig. 23 et 24. — Coqueluche. Période de sécrétion.

II. — *Seconde période ou période de sécrétion.*

La seconde période a aussi les mêmes carac-tères que la seconde période du rhume :

— Gros râles muqueux très rares entendus au niveau de la partie moyenne du poumon : GLGLGL-GL.

— Sonorité normale dans toute l'étendue de la poitrine (comparer les fig. 23 et 24 avec les fig. 5 et 6, p. 25).

Les deux maladies se ressemblent à leur seconde période comme à leur première.

Symptômes cliniques. — Cette période est ca-ractérisée cliniquement par l'apparition de quintes de toux spéciales, revenant plusieurs fois par jour. Au moment des quintes, le petit malade s'arrête brusquement, s'arc-boute contre le premier objet résistant qu'il rencontre et se met à tousser spas-modiquement, sans intermittence, sans reprendre haleine : bientôt son cou se gonfle, sa figure se congestionne, ses inspirations deviennent de plus en plus sifflantes et anxieuses, jusqu'au moment où se produit une inspiration plus sifflante que les autres, qu'on a comparée au cri d'un jeune coq et où on le voit rendre une grosse gorgée de glaires filantes et visqueuses, assez semblables à du blanc d'œuf. C'est la fin de l'accès.

3.

Article II. — Maladies pulmonaires a sonorité exagérée.

Les maladies du poumon à sonorité exagérée (c'est-à-dire qui offrent à la percussion, au niveau du point malade, le son d'un tonneau vide), sont au nombre de trois :

L'*emphysème pulmonaire*, l'*asthme* et le *pneumothorax*.

Je les peindrai sur un fond rouge.

§ 1er. — Emphysème pulmonaire.

L'emphysème, qui consiste dans la dilatation permanente d'un certain nombre de vésicules pulmonaires au niveau des sommets et des bords antérieurs, a comme signes :

— Une sonorité exagérée dans les fosses sus et sous-claviculaires ;

— De l'expiration prolongée aux mêmes points : UUU-UUU, UUU-UUU (fig. 25 et 26).

Symptômes cliniques. — L'emphysème est caractérisé cliniquement : — 1° par une dyspnée habituelle, mais légère ; — 2° par la présence de voussures, plus ou moins prononcées, au niveau des fosses sus et sous-claviculaires d'un seul ou des deux côtés.

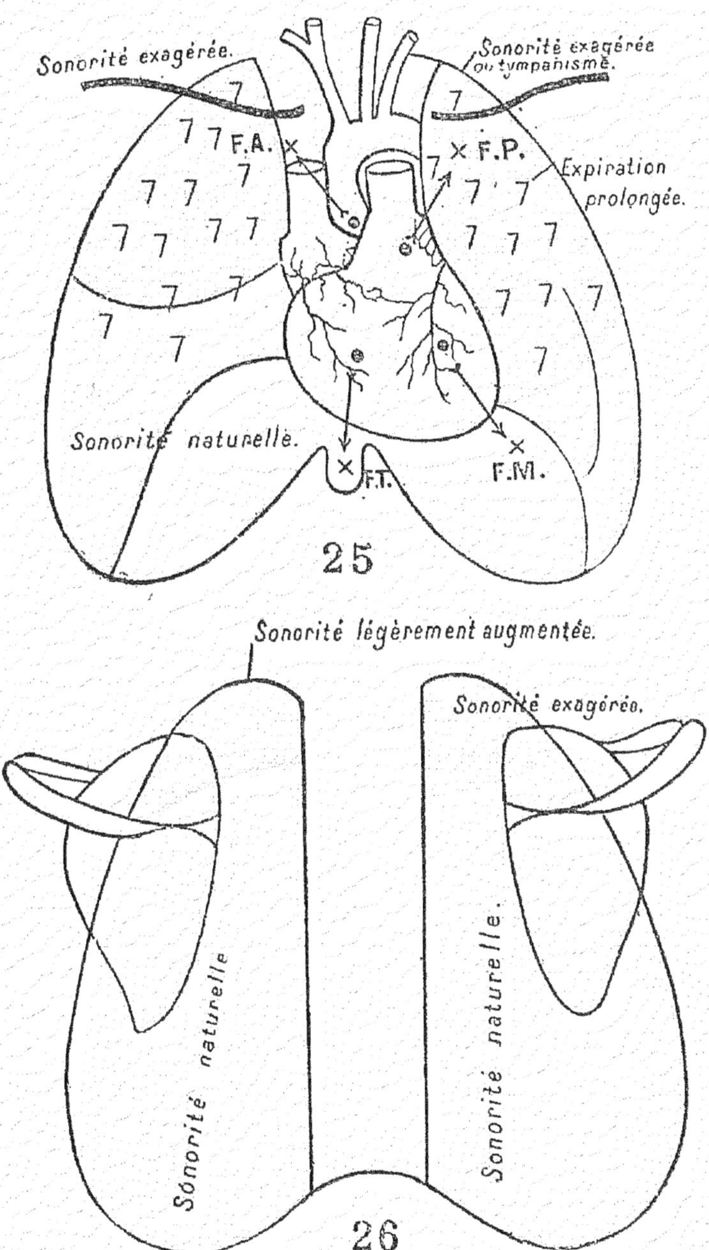

Fig. 25 et 26. — Emphysème pulmonaire.

3⁴.

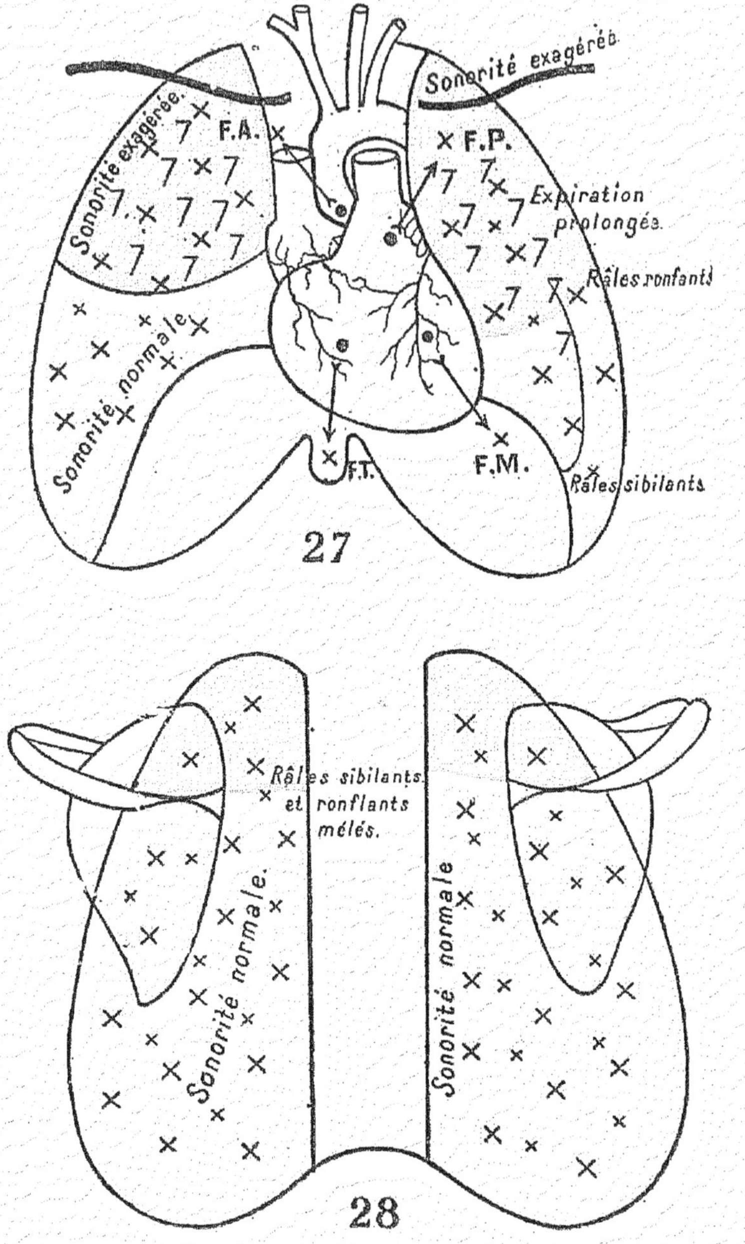

Fig. 27 et 28. — Asthme. Période de spasme ou pendant l'attaque.

§ 2. — Asthme.

L'asthme a les signes réunis de l'emphysème pulmonaire et de la bronchite chronique :

Il faut distinguer deux périodes :

1° La période de spasme ou pendant l'attaque ;

2° La période de sécrétion, à la fin ou après l'attaque.

I. — *Période de spasme ou pendant l'attaque.*

— Sonorité exagérée en avant et aux sommets ;

— Expiration prolongée aux mêmes points : UUU-UUU, UUU-UUU ;

— Enfin, râles secs du catarrhe sec, disséminés un peu partout : PIIII, RRROOU, PIIII.

On peut remarquer que les figures 27 et 28 contiennent réunis les signes d'auscultation de l'emphysème pulmonaire (fig. 25 et 26, p. 45) et du catarrhe sec (fig. 15 et 16, p. 35).

Symptômes cliniques. — Le malade est pris brusquement d'une angoisse respiratoire terrible ; il se sent étouffer, a soif d'air, et prend les positions les plus bizarres pour respirer : son inspiration est tirée, pénible, anxieuse ; son expiration prolongée et sifflante ; le visage est pâle, couvert de sueur ; les yeux sont rouges, saillants, larmoyants : le patient reste silencieux ou ne parle que par monosyllabes. Cependant le pouls demeure calme : il n'y a pas de fièvre.

II. — *Période de sécrétion, à la fin ou après l'attaque.*

— Son seul signe auscultatif consiste dans l'apparition des nombreux râles muqueux du catarrhe humide : GLGLGL-GL, GLGLGL-GL.

Les figures 29 et 30 (asthme à sa seconde période ou période de sécrétion) contiennent les signes auscultatifs réunis de l'emphysème du poumon (fig. 25 et 26, p. 45) et du catarrhe humide (fig. 17 et 18, p. 36).

Symptômes cliniques. — Après une période d'angoisse respiratoire plus ou moins longue, et qui peut durer plusieurs heures, l'asthmatique est pris d'une toux sèche, qui devient de plus en plus grasse, et finit par rendre des flots de sérosité spumeuse, souvent mêlée à de petites concrétions dures et blanchâtres ressemblant assez à du vermicelle cuit. A ce moment, les mouvements respiratoires deviennent plus faciles, moins bruyants ; le malade se calme et s'endort, mais reste courbaturé pendant un certain temps.

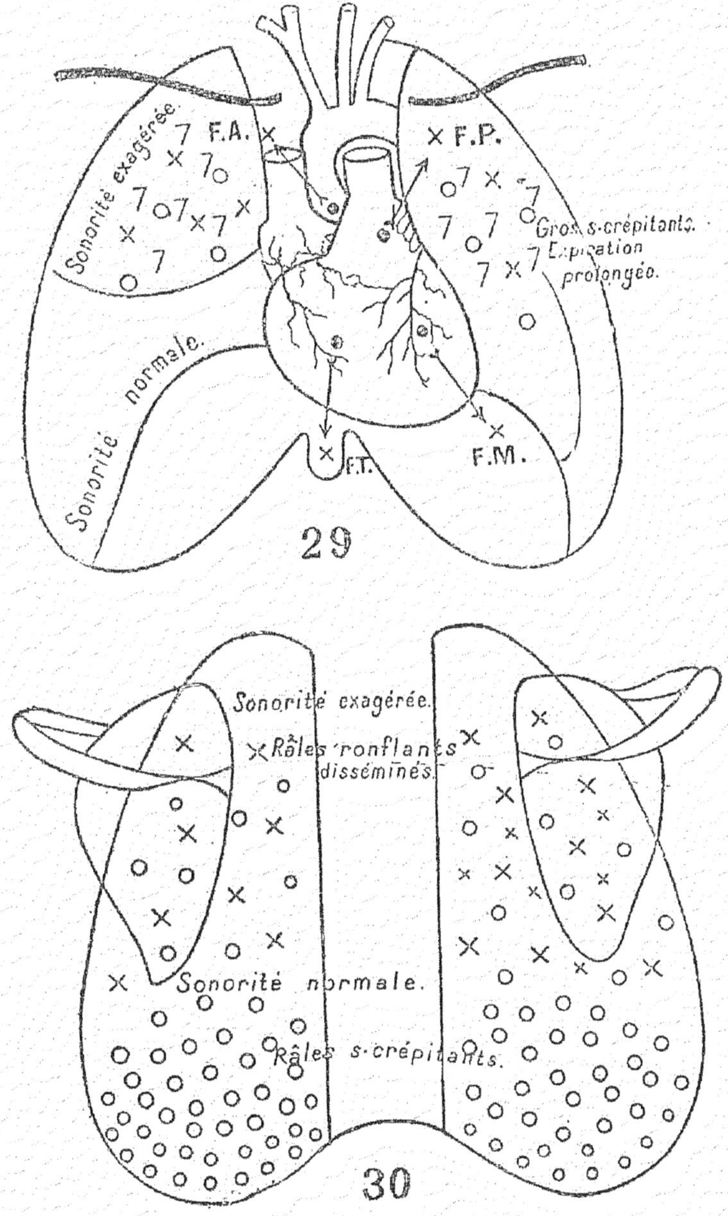

Fig. 29 et 30. — Asthme. Période de sécrétion, à la fin ou après
l'attaque.

§ 3. — Pneumothorax.

Le pneumothorax consiste dans la présence de l'air dans la plèvre.

Les signes caractéristiques sont (fig. 31 et 32) :

— Sonorité exagérée (tympanisme), au niveau de l'épanchement gazeux;

— Souffle, voix et toux amphoriques au même niveau (comme si le malade soufflait, parlait ou toussait à travers l'ouverture d'une grande cruche) : consonnance en AOUOU ;

— Absence de râles, à moins d'une autre lésion pulmonaire concomitante ;

— Enfin, siège variable de l'épanchement, mais existence habituelle au niveau de l'une des bases.

Symptômes cliniques. — Le pneumothorax est toujours le résultat d'une perforation de la plèvre, à la suite d'une lésion du poumon (tubercules ramollis, gangrène, abcès, etc.). Il débute brusquement par une *oppression extrême* et un *violent point de côté*. Ces deux symptômes sont absolument caractéristiques lorsqu'ils sont accompagnés des signes auscultatifs sus-indiqués. L'oppression est due au ratatinement du poumon, aussitôt que l'air a pénétré dans la plèvre : la douleur résulte de l'inflammation de cette dernière au contact de l'air.

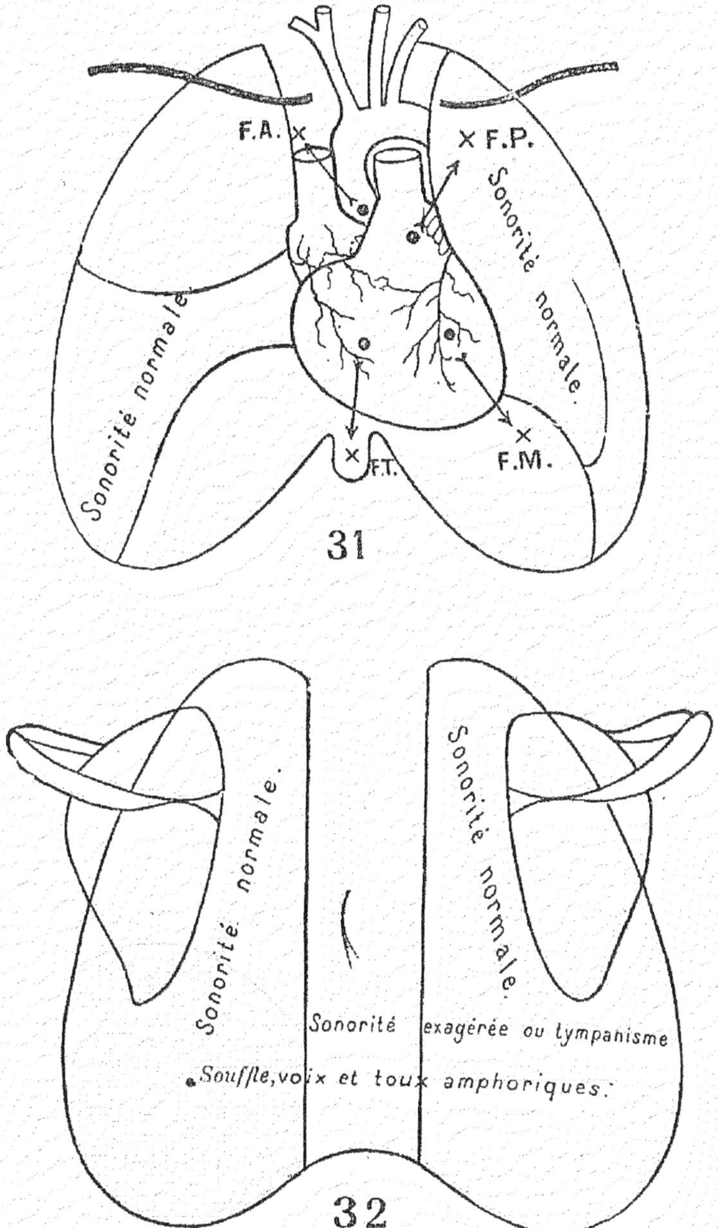

Fig. 31 et 32. — Pneumothorax.

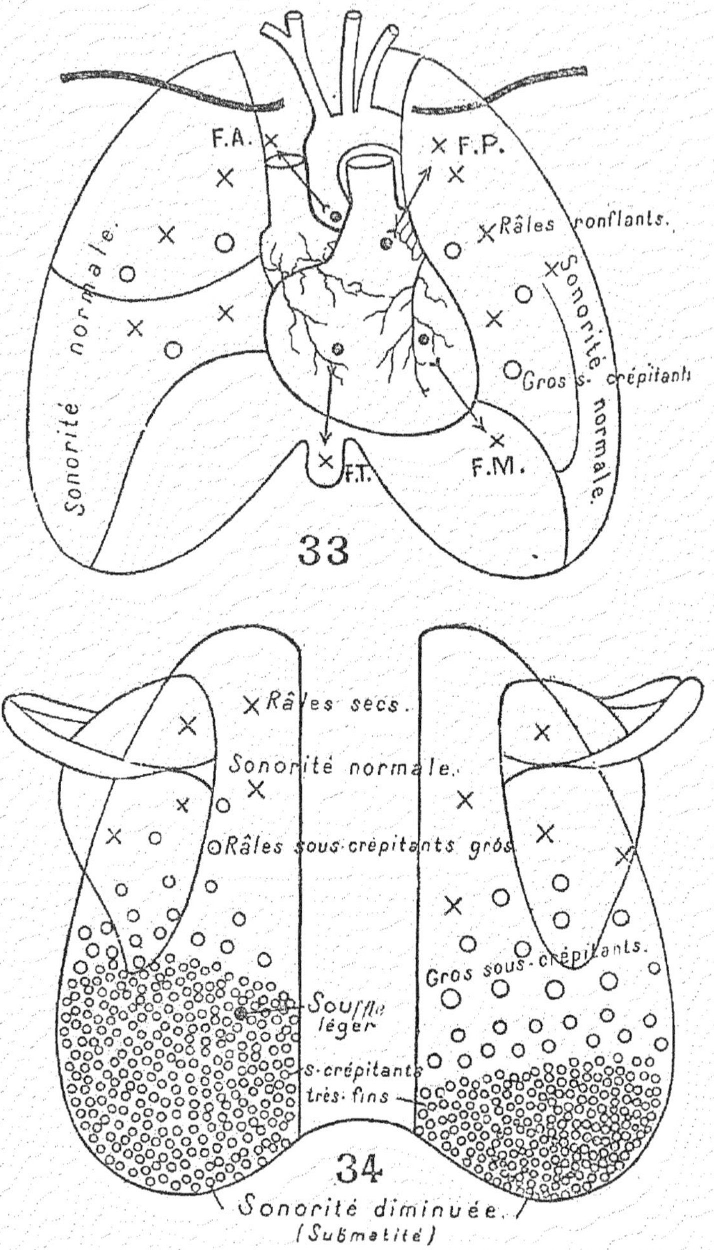

Fig. 33 et 34. — Broncho-pneumonie.

Article III. — Maladies pulmonaires a sonorité
diminuée.

Les maladies du poumon à sonorité diminuée
(c'est-à-dire qui offrent, à la percussion, au niveau
du point malade, le son d'un tonneau plein) sont,
par ordre d'importance : la *broncho-pneumonie* ;
la *pneumonie* ; la *pleurésie* ; la *phtisie chronique* ;
la *phtisie galopante* ; la *gangrène pulmonaire* ; la
congestion ; l'*apoplexie* et l'*hydro-pneumothorax*.

Je les peindrai sur un fond bleu.

§ 1er. — Broncho-pneumonie.

La broncho-pneumonie a pour signes : — diminution de la sonorité naturelle, au point malade ;
— râles sous-crépitants fins, très nombreux :
GLGLGL-GL ; — souffle tubaire léger, FFFUUU-
EUEU ; — localisation ordinaire de ces signes à
la base d'un et souvent des deux poumons ; —râles
de bronchite (secs et humides), disséminés dans le
reste de la poitrine : RRROOU et GLGLGL-GL.

Symptômes cliniques. — Ceux de la pneumonie franche, mais atténués : — quelques frissons ; — fièvre un peu moins forte ; — plus léger
point de côté ; — crachats striés de sang, mais
non rouillés comme dans la pneumonie aiguë.

La broncho-pneumonie est surtout fréquente
chez le vieillard.

§ 2. — Pneumonie.

La pneumonie a plusieurs périodes bien tranchées (*engouement, hépatisation, résolution, suppuration*).

Ses signes auscultatifs varient selon chacune d'elles.

I. — *Période d'engouement.*

Les signes de cette période sont (fig. 35 et 36) :

— Diminution de la sonorité normale (submatité) à la base d'un des poumons ;

— Au même point (signe caractéristique), la présence de *râles crépitants*, c'est-à-dire de râles très fins, à bulles égales (KKKRR-U, KKKRR-U), très semblables au frottement des cheveux que l'on froisse entre les doigts et perceptibles seulement dans l'inspiration. Ce dernier caractère les distingue des *sous-crépitants* de la broncho-pneumonie qui sont plus gros, plus mouillés, et s'entendent aux deux temps : GLGLGL-GL, GLGLGL-GL.

Symptômes cliniques. — La pneumonie éclate brusquement : — par un frisson intense, prolongé, mais unique ; — un violent point de côté ; — une fièvre très forte, pouvant aller jusqu'à 41 degrés ; — une gêne respiratoire très grande ; — une toux quinteuse, pénible, donnant lieu à une expectoration visqueuse, adhérente, couleur brique, caractéristique (*crachats rouillés* de la pneumonie).

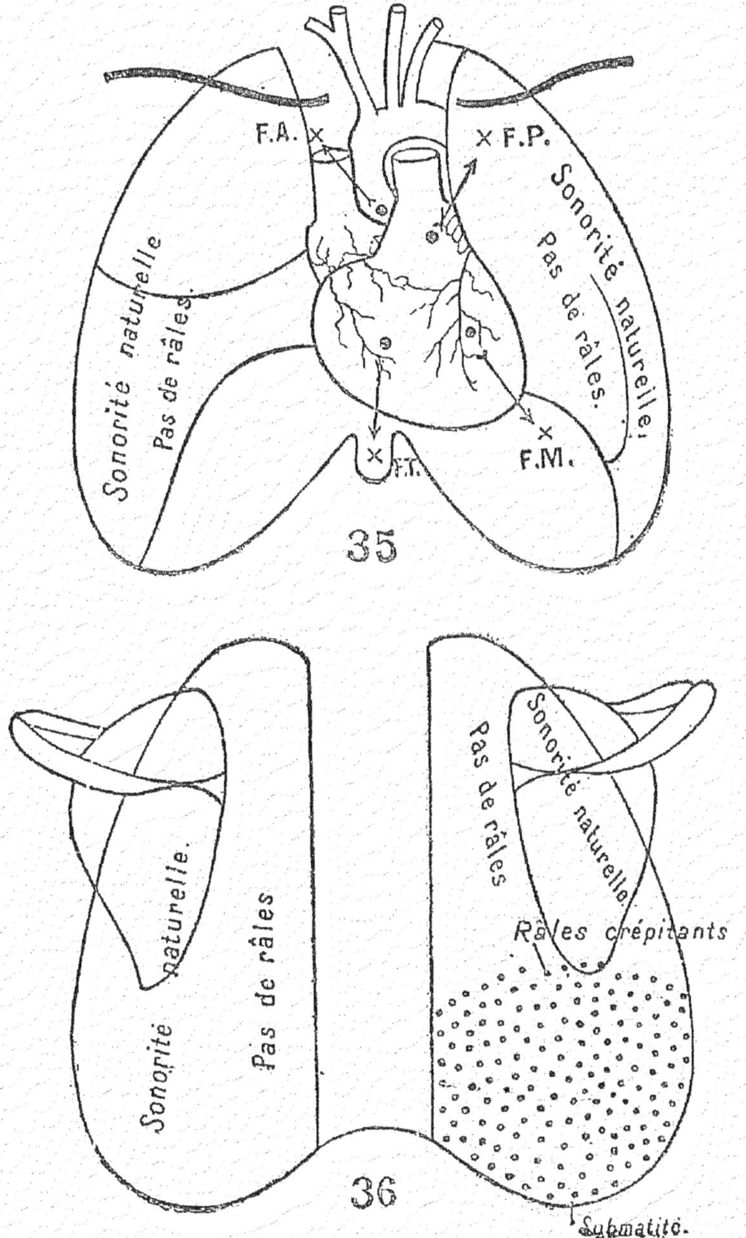

Fig. 35 et 36. — Pneumonie. Première période (engouement).

II. — *Période d'hépatisation.*

A cette période, la perte de la sonorité devient complète au niveau du point malade (matité) :

— Les râles crépitants (KKKRR-U, KKKKR-U) existent toujours à la périphérie de la partie hépatisée, mais cessent de se faire entendre vers la partie centrale ;

— Celle-ci devient le siège d'un *souffle* tubaire intense et superficiel, semblable au bruit qu'on fait en aspirant et en soufflant fortement à travers le canal d'un stéthoscope : FFFUUU-EUEU, FFFUUU-EUEU.

— Enfin, lorsqu'on fait parler le malade, sa voix est entendue diffuse, non articulée, bourdonnante, avec *un timbre métallique*, qui n'existe pas du côté sain ; c'est ce qu'on nomme de la « bronchophonie » (fig. 37 et 38).

Symptômes cliniques. — A peu près les mêmes que ceux de la première période (engouement) : — point de côté généralement moins prononcé ; — fièvre intense, s'accompagnant souvent de délire ; — pouls ample et résistant ; — crachats *rouillés* de plus en plus nombreux. — La gêne respiratoire est toujours très marquée et nécessite une dilatation incessante des ailes du nez qui, jointe à la rougeur des pommettes, donne au malade une physionomie particulière (*facies pneumonique*).

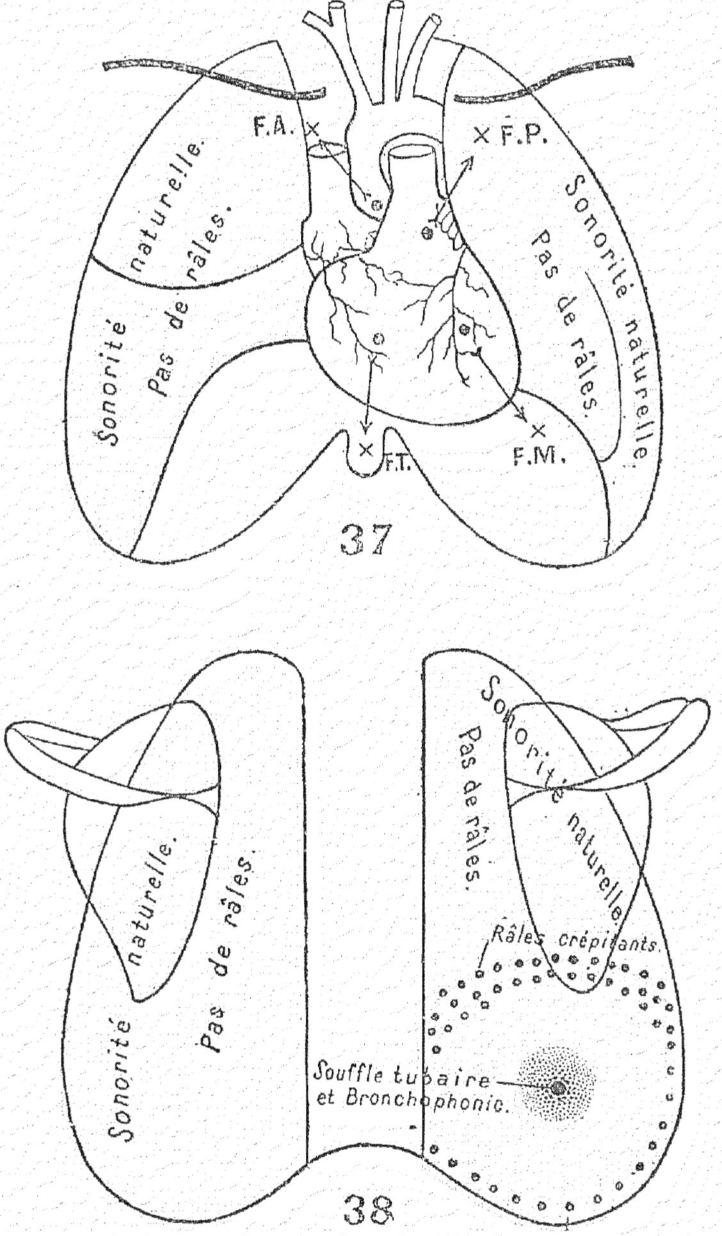

Fig. 37 et 38. — Pneumonie. Seconde période (hépatisation).

III. — *Période de résolution.*

La bronchophonie et le souffle tubaire de la période d'hépatisation ont disparu ;

— La matité persiste, mais tend à devenir de moins en moins forte (submatité) ;

— Enfin (fig. 39 et 40), l'on entend, dans toute la partie malade, des râles crépitants, dits de *retour* (KKKRR-KRR, KKKRR-KRR), qui diffèrent des râles crépitants de la première période (KKKRR-U, KKKRR-U), en ce qu'ils sont plus gros, plus humides, moins nombreux et *entendus aux deux temps de la respiration* et non à l'inspiration seulement, comme ces derniers. En réalité, rien ne les distingue des râles sous-crépitants très fins, avec lesquels il serait logique, dans un but de simplification, de les confondre à l'avenir.

Symptômes cliniques. Cliniquement la résolution de la pneumonie se reconnaît à trois signes :
— 1° à l'abaissement brusque de la température, qui revient, en quelques heures, à 38 et 37 degrés
— 2° au bon état général du malade, qui se sent parfaitement revenir à la santé ; — 3° enfin, à l'expectoration de crachats, qui diffèrent de ceux de la première et de la seconde période, en ce qu'ils sont moins visqueux et remplacent la teinte rouillée, rouge-brique, par une couleur gris-jaunâtre caractéristique.

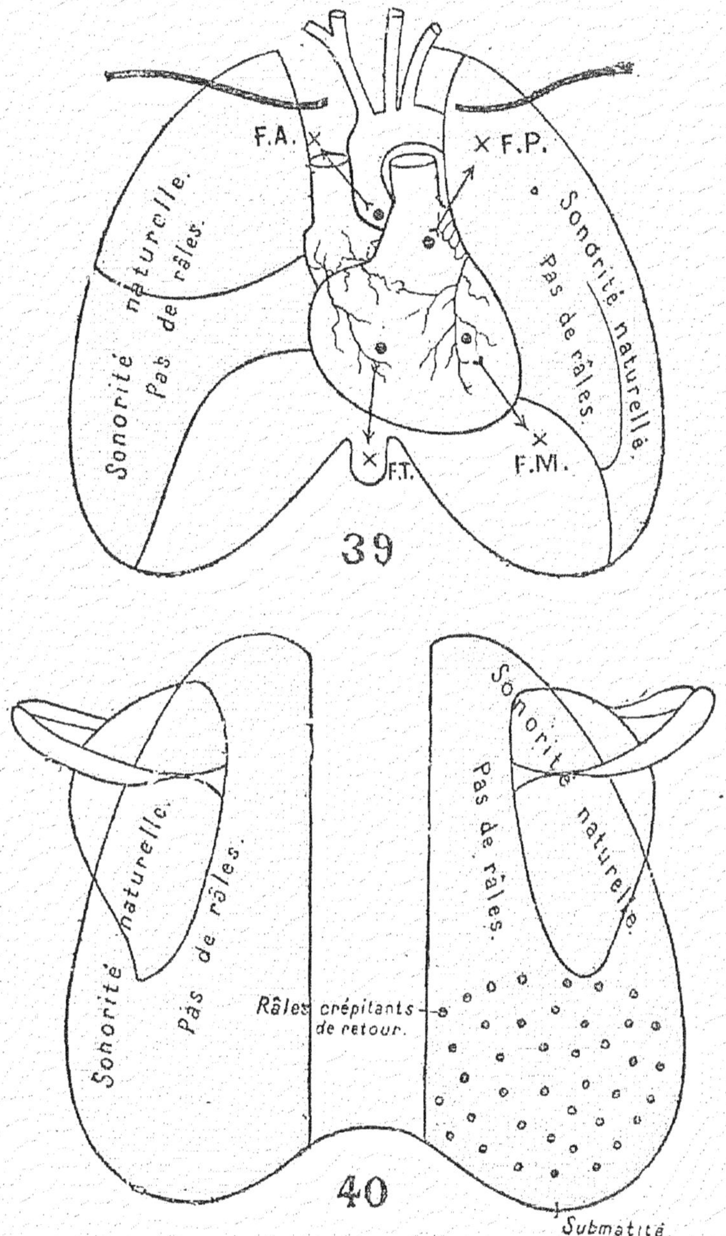

Fig. 39 et 40. — Pneumonie. Troisième période (résolution).

IV. — *Période de suppuration.*

1° Quand la pneumonie, au lieu de se résoudre, passe à la suppuration (fig. 41 et 42) :

— La matité, le souffle tubaire (FFFUUU-EUEU) et la bronchophonie (voix bourdonnante) de la seconde période persistent ;

— De gros râles sous-crépitants (GLGLGL-GL) apparaissent autour du noyau central, puis dans les parties saines et à la base du poumon opposé ;

— Les symptômes généraux s'aggravent et la température reste toujours très élevée ;

— Les crachats prennent une teinte *jus de pruneaux* ;

— Et le malade tombe bientôt dans le délire, le coma *et meurt.*

2° Quelquefois cependant (ce qui est une rare exception), la suppuration peut s'enkyster et la pneumonie se terminer par abcès. — Dans ce cas, après quelques jours de persistance des symptômes précédents, survient tout à coup une *vomique*, qui vide l'abcès de son contenu, et il reste, au niveau du centre pneumonique, au point où l'on entendait le souffle tubaire, une excavation reconnaissable :

— Au *souffle caverneux* : OUOUOU-OU ;

— Au *gargouillement* : GLOU-GLOU ;

— Et à la *voix caverneuse* ou de ventriloque, qui se fait entendre quand on fait parler le malade en l'auscultant.

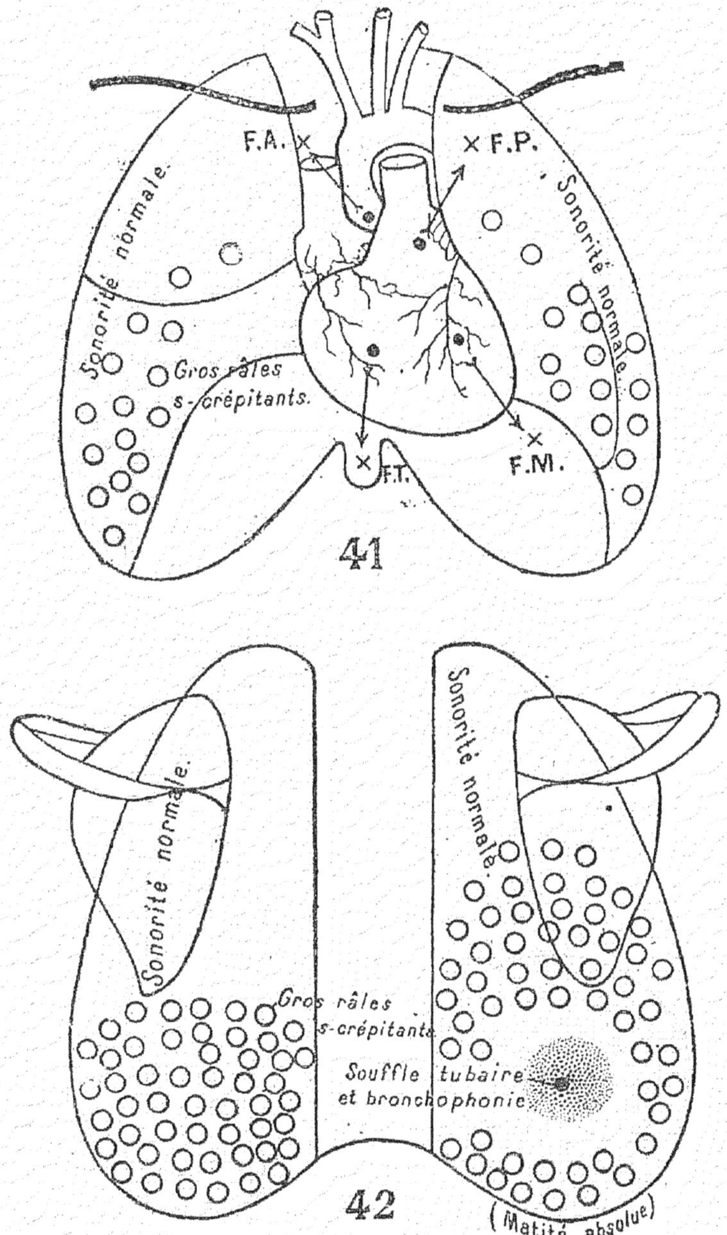

Fig. 41 et 42. — Pneumonie. Troisième période (suppuration).

§ 3. — **Pleurésie.**

La pleurésie siège habituellement à l'une des bases et en arrière.

Les signes varient selon le degré de l'épanchement.

I. — *Première période.*

Quand l'épanchement est en train de se former et encore presque nul, l'on a, comme signes auscultatifs :

— De la submatité au point qui doit devenir le siège de l'épanchement;

— Une diminution marquée du murmure respiratoire au même point : U-u au lieu de UUU-U ;

—Des frottements superficiels. Qu'on s'applique, comme nous l'avons déjà dit (p. 16), la paume de la main gauche sur l'oreille ; qu'on frotte lentement sur le dos des articulations métacarpo-phalangiennes avec la pulpe des doigts de la main droite et l'on imitera parfaitement le bruit de frottement ou de frôlement perçu dans la première période de la pleurésie : RRRA-RRA.

Symptômes cliniques. — La pleurésie débute, comme la pneumonie (p. 54), par des *frissons*, un *point de côté*, de *la fièvre*, de *la gêne respiratoire* et de *la toux* et ne peut être différenciée, à cette période, que par la présence des frottements (signe de la pleurésie) et l'absence du râle crépitant (caractéristique de la pneumonie).

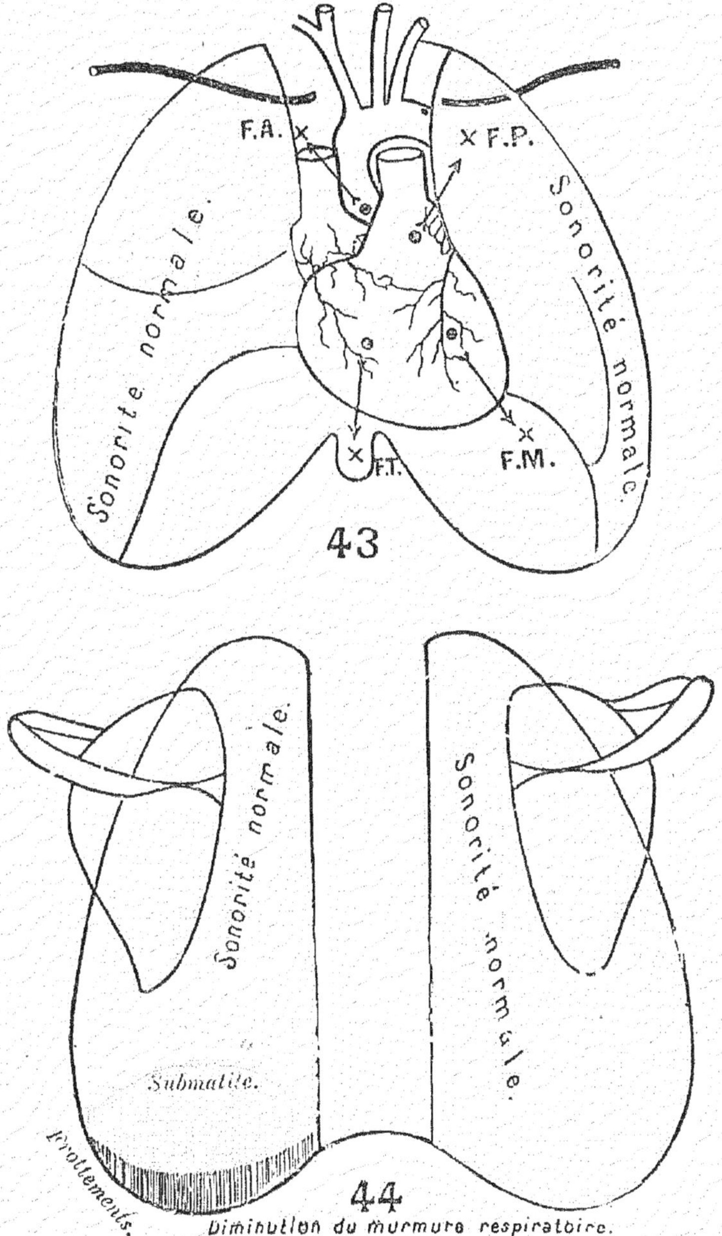

Fig. 43 et 44. — Pleurésie commençante.

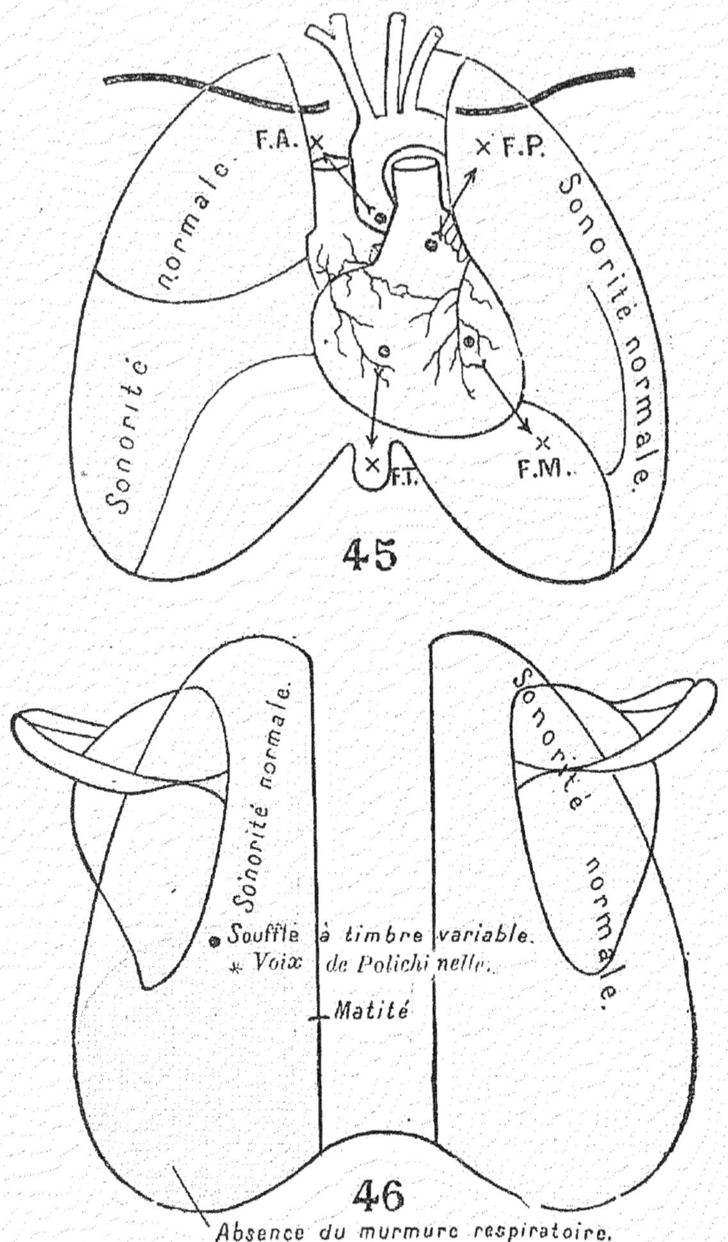

Fig. 45 et 46. — Pleurésie un peu plus forte.

II. — *Deuxième période.*

— A une période plus avancée de la maladie, l'épanchement liquide augmentant toujours, la *matité* devient absolue : la zone mate est toujours limitée supérieurement, comme le bord supérieur de l'épanchement lui-même, par une ligne courbe à convexité regardant en haut (fig. 46).

— A ce moment, près de la pointe de l'omoplate, apparaît un *souffle*, très semblable à celui qu'on perçoit à la période d'hépatisation de la pneumonie (p. 56), FFFUUU-EUEU, FFFUUU-EUEU, mais qui en diffère cependant : 1° en ce qu'il est plus doux, plus profond, plus voilé, moins distinct ; 2° en ce qu'il n'occupe qu'une faible étendue de la zone mate, tandis que, dans la pneumonie, le *souffle* est perçu dans toute l'étendue de la matité.

— Enfin, la voix, lorsqu'on fait parler haut le malade, en l'auscultant, revêt en un point un timbre aigu, chevrotant et saccadé qui constitue la *voix de Polichinelle*, signe caractéristique d'un épanchement liquide dans la plèvre : le déplacement de cette *voix* spéciale, dans les différentes positions du malade, indique que l'épanchement est séreux et non cloisonné.

Symptômes cliniques. — Comme dans la première période :

— De *la fièvre*, de *la gêne respiratoire*, de *la toux*. *Jamais de crachats*, ce qui constitue un signe important pour différencier la pleurésie de la pneumonie.

III. — *Troisième période.*

Lorsque la pleurésie est à son maximum et que l'épanchement occupe toute l'étendue représentée dans la figure 48 :

— La matité est absolue du haut en bas du thorax ;

— De plus, il y a partout silence complet, c'est-à-dire absence de tout bruit, soit *normal*, soit *anormal*.

— Enfin, si l'on fait parler le malade, en appliquant les mains à plat sur les côtés de son dos, on constate que les vibrations vocales se transmettent et se sentent très bien du côté sain, mais sont complètement abolies et nulles du côté malade, ce qui est l'inverse de ce qu'on observe dans la pneumonie où les vibrations thoraciques, au contraire, sont exagérées et accrues.

Symptômes cliniques. — A ce degré, le symptôme dominant de la pleurésie est la *dyspnée*, qui devient quelquefois de la suffocation, lorsque le malade se meut ou se met simplement sur son séant. Quand l'épanchement siège à gauche, le cœur peut être dévié et refoulé en dedans vers la ligne médiane.

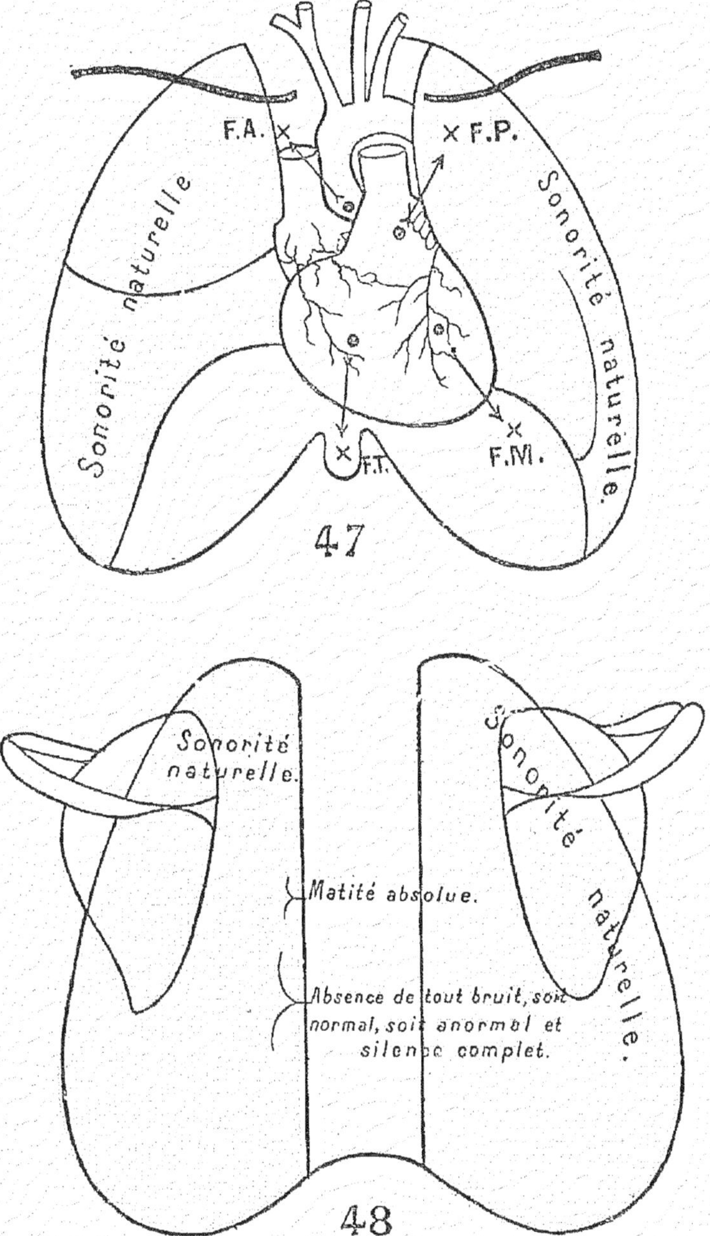

Fig. 47 et 48. — Pleurésie à son maximum.

IV. — *Période finale.*

Quand la pleurésie est arrivée à sa période finale ou de résolution et que l'épanchement est en train de se résorber (fig. 49 et 50) :

— La matité diminue en étendue et en intensité, et devient de la submatité qui, elle aussi, disparaît à son tour peu à peu de haut en bas.

— Le murmure respiratoire renaît, d'abord faible et lointain U-u, puis de plus en plus fort et distinct UUU-U.

— Enfin, l'oreille perçoit des frottements qui sont produits, soit par le froissement des fausses membranes développées dans les plèvres, soit par le dépoli et les rugosités des surfaces pleurales glissant l'une sur l'autre. Ces frottements, qui eux-mêmes disparaîtront à la longue, sont superficiels, irréguliers, non modifiés par la toux (ce qui les distingue des râles sous-crépitants fins), sont entendus aux deux temps de la respiration et peuvent offrir tous les degrés entre le simple frôlement et le râclement (bruit de râpe, bruit de cuir neuf, etc.).

Symptômes cliniques. — Le malade se sent, de jour en jour, revenir à la santé et n'éprouve plus, vers le point malade, qu'une douleur insignifiante, qui disparaît elle-même peu à peu.

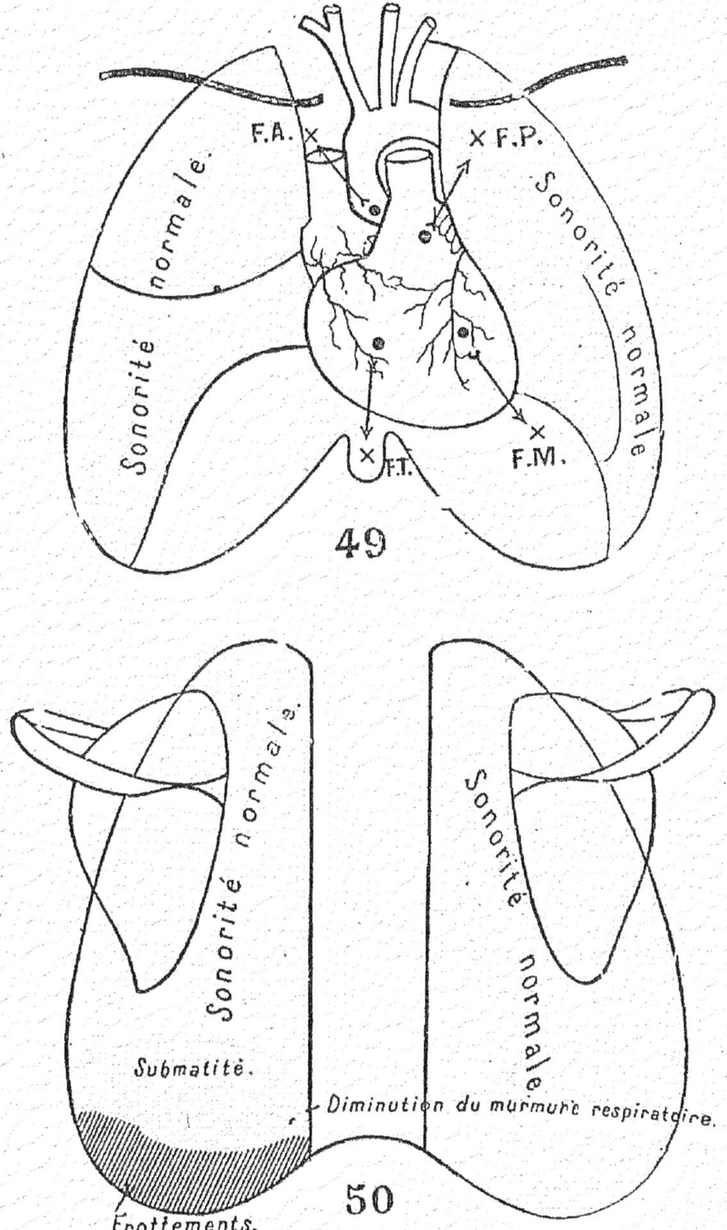

Fig. 49 et 50. — Pleurésie à sa fin.

§ 4. — Phtisie.

La phtisie a pour caractère essentiel son début par les *sommets* et sa marche envahissante de *haut en bas*, ce qui ne s'observe dans aucune autre maladie pulmonaire.

Ses signes auscultatifs varient pour chacune de ses périodes.

1. — *Phtisie commençante (expiration prolongée).*

Tout à fait au début (fig. 51 et 52), il existe une très légère diminution de sonorité (submatité) au sommet d'un des poumons, en avant ou en arrière.

— *L'expiration est prolongée* au même niveau, c'est-à-dire que le murmure respiratoire naturel UUU — U devient UUU — UUU, la seconde syllabe acquérant la même longueur que la première.

— Enfin, la respiration est souvent *faible, rude* ou *saccadée* au sommet du poumon du côté opposé.

Symptômes cliniques. — Le malade (ordinairement un sujet jeune) est atteint, depuis quelque temps (plusieurs semaines ou plusieurs mois), d'une *petite toux sèche*, rebelle, revenant surtout le soir à l'heure de son coucher : depuis quelque temps, aussi, il a *maigri*, a *pâli*, se sent un peu *essoufflé* et a quelques *sueurs nocturnes* fugaces et qui disparaissent à son réveil.

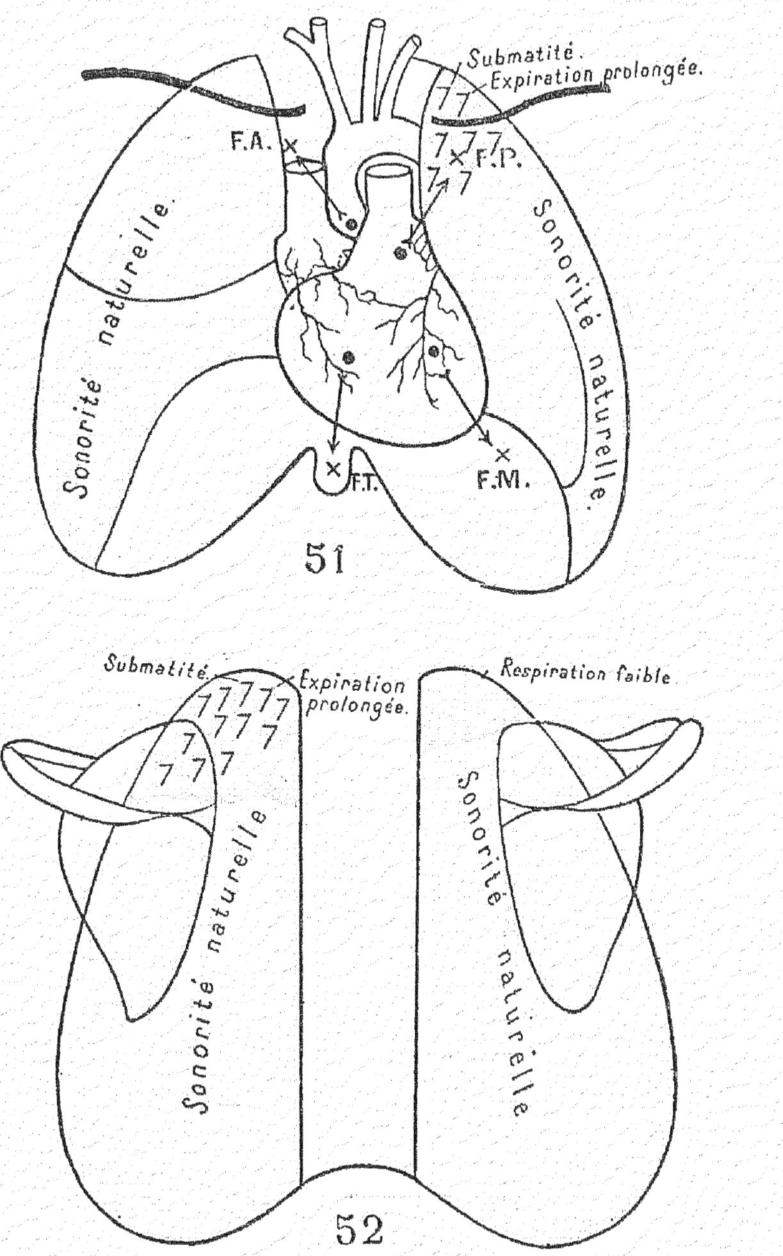

Fig. 51 et 52. — Phtisie, schéma nº 1.

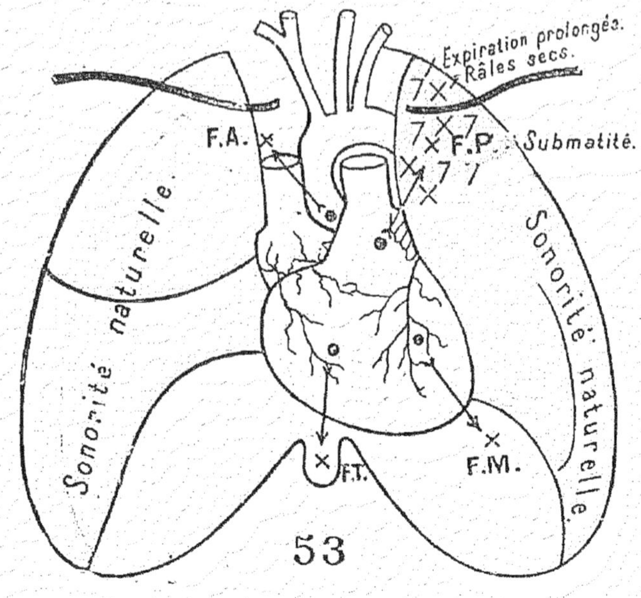

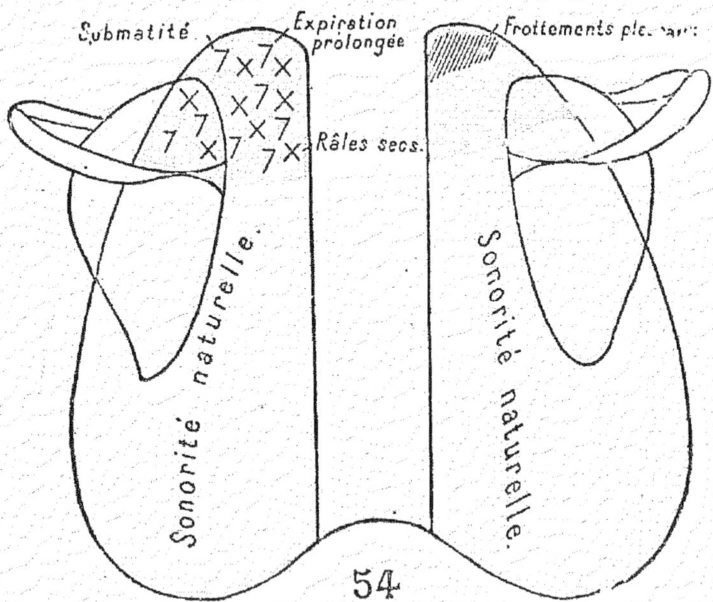

Fig. 53 et 54. — Phtisie, schéma n° 2.

II. — *Deuxième période (râles secs ou frottements).*

A une période plus avancée de la maladie (fig. 53 et 54) :

— La submatité s'étend en marchant de haut en bas.

— L'expiration prolongée s'étend aussi en progressant dans le même sens : UUU-UUU, UUU-UUU.

— *Des râles secs* (ronflants et sibilants) se font entendre dans le sommet, semblables à ceux de la bronchite : ronflements, sifflements : RRROOU et PIIII sensibles quand on fait tousser le malade.

— Enfin, parfois l'on perçoit des frottements (RRRA-RRA), qui indiquent des tubercules de la plèvre.

Symptômes cliniques. — Ce sont ceux de la première période, mais plus accusés.

— La toux, encore sèche, devient de plus en plus fréquente et tourmente le malade, non seulement le soir, mais dans la nuit.

— La pâleur, l'amaigrissement et l'essoufflement augmentent ; les omoplates deviennent saillantes.

— Les sueurs nocturnes, d'abord localisées à la poitrine, se généralisent.

— Très souvent les malades ont de la dyspepsie, des hémoptysies, des névralgies intercostales : la femme éprouve quelques troubles de menstruation.

III. — *Troisième période (craquements).*

La maladie est bien confirmée et à sa période d'état (fig. 55 et 56).

Aux symptômes de la période précédente (sub-matité, expiratiou prolongée, râles ronflants et sibilants) viennent se joindre :

— Des *craquements* (KRRAKRIK-KRRR), qui indiquent un commencement de ramollissement du poumon et sont un signe *caractéristique* et spécial à la phtisie. Ces craquements consistent, comme leur nom l'indique, en une suite de petits crépite-ments légèrement humides, peu nombreux, *iné-gaux* (ce qui les distingue des râles sous-crépitants fins et des râles crépitants) et se manifestent surtout dans l'inspiration et quand on fait tousser le malade.

—De l'*expiration prolongée* apparaît au sommet de l'autre poumon : UUU-UUU, UUU-UUU.

Symptômes cliniques. — La toux est plus fréquente et devient de plus en plus *grasse.*

— Les crachats, presque nuls au début, sont rendus en abondance ; ils sont verdâtres, opaques, *striés de lignes jaunes.*

— Tous les soirs, le pouls s'accélère, les mains deviennent chaudes et la fièvre s'allume, pour se terminer la nuit par une abondante transpiration.

— L'affaiblissement général augmente.

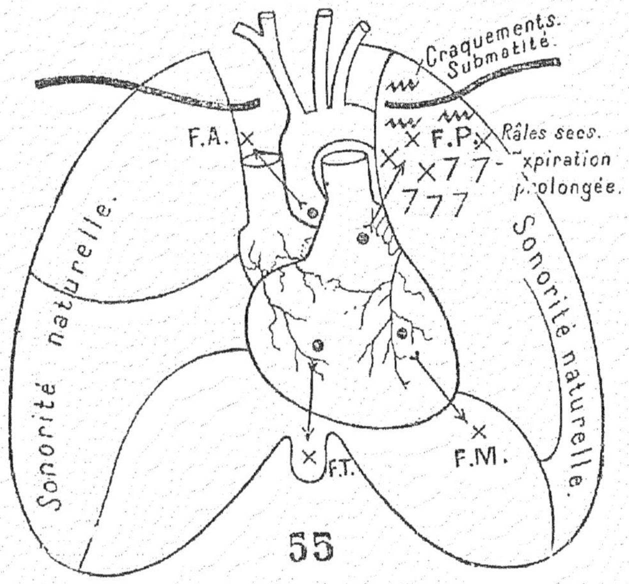

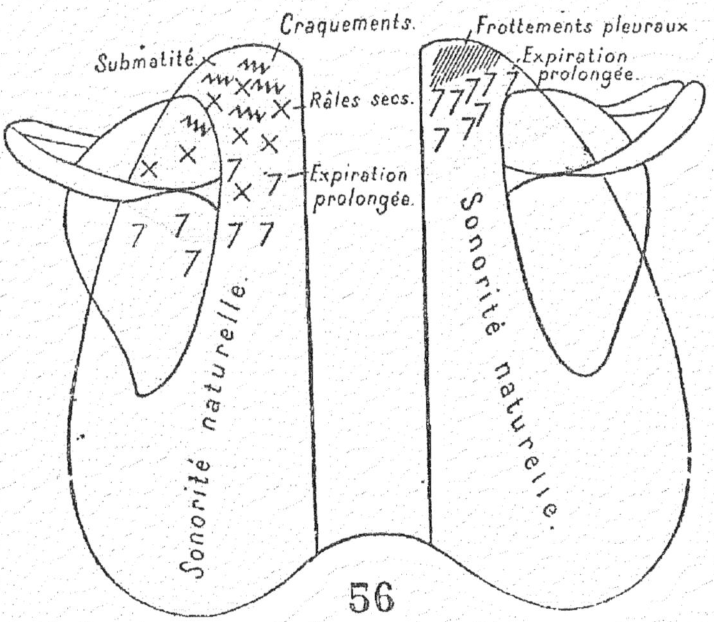

Fig. 55 et 56. — Phtisie, schéma n° 3.

IV. — *Quatrième période (râles sous-crépitants).*

La phtisie est plus avancée (fig. 57 et 58).

Les lésions marchent de haut en bas et ont en-
vahi toute la moitié supérieure du poumon.

Celui-ci peut être divisé, au point de vue des signes auscultatifs et des lésions qui y correspondent,
en quatre zones bien distinctes (voir fig. 58).

— Tout à fait au sommet, une zone A est le siège
de râles sous-crépitants (GLGLGL-GL), signe caractéristique. Ceux-ci ont remplacé les craquements de la période précédente et indiquent que le
tissu pulmonaire est arrivé à l'état de ramollissement complet. C'est à ce niveau, qu'à la période
suivante, se développera une caverne, par suite de
l'élimination par les crachats des parties ramollies.

— La zone B est le foyer de craquements
(KRRAKRIK-KRRR), indice, comme nous l'avons
vu, d'un commencement de ramollissement.

— Dans la zone C, qui vient ensuite, l'oreille
perçoit de l'expiration prolongée (UUU-UUU), signe d'une simple infiltration tuberculeuse s'avan-
çant de plus en plus dans le poumon sain.

La zone D n'est le siège d'aucun bruit suspect
et d'aucune lésion ; le murmure respiratoire est
normal : UUU-U.

Les *symptômes cliniques* deviennent de plus en
plus graves. Les crachats sont arrondis, *numulaires*,
déchiquetés à leur pourtour.

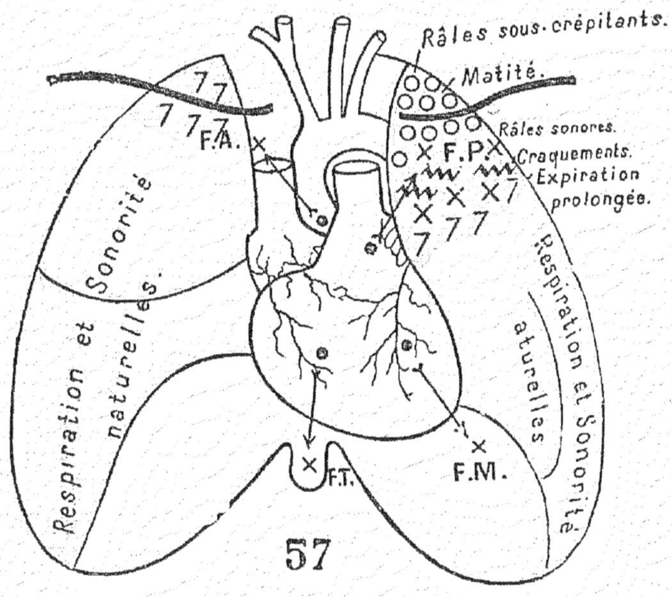

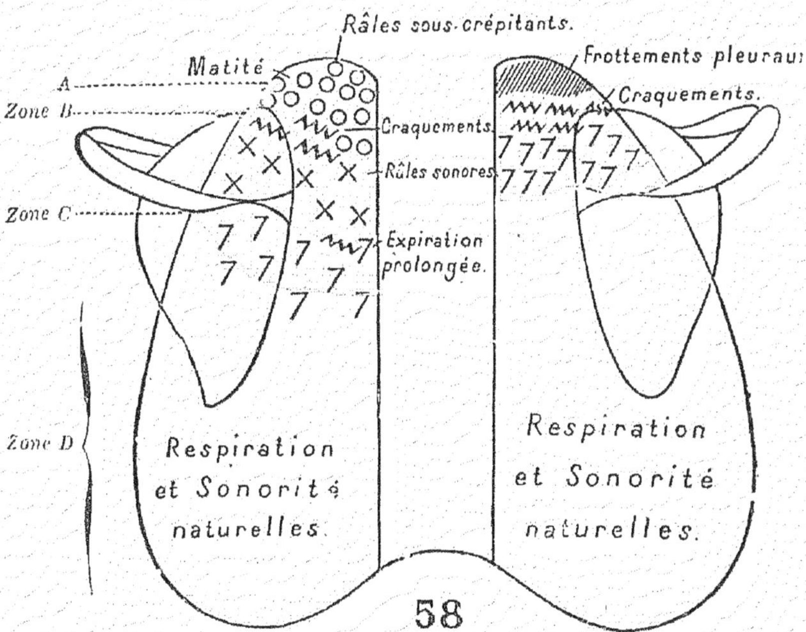

Fig. 57 et 58. — Phtisie, schéma nº 4.

5²

V. — Cinquième période (signes cavitaires d'un côté).

Les mêmes signes existent (fig. 59 et 60), mais les lésions sont plus profondes et une caverne s'est produite au niveau du point ramolli et se manifeste par un ou plusieurs de ses signes auscultatifs :

— *Du souffle caverneux*, semblable au bruit creux que l'on obtient en inspirant et en expirant avec force dans les deux mains disposées en une sorte de cornet : OUOUOU-OU, OUOUOU-OU.

— *De la voix caverneuse :* On dirait que la voix du malade, quand on le fait parler en l'auscultant, est creuse et sort d'un espace creux : c'est la voix du ventriloque.

— Du *gargouillement*, si la caverne contient des liquides. C'est un glou-glou semblable à celui qu'on détermine en soufflant dans de l'eau de savon avec un tube d'un gros calibre.

— Enfin, très souvent, un bruit très net de *pot fêlé*, à la percussion, quand on percute le point caverneux en recommandant au malade de tenir la bouche ouverte.

Symptômes cliniques. — Les crachats sont devenus diffluents et forment une purée d'aspect sale, grisâtre, entourée d'une auréole de sang. C'est la période de la fièvre hectique, des sueurs nocturnes profuses, de la diarrhée, des troubles laryngés, etc. ; l'amaigrissement du malade est extrême.

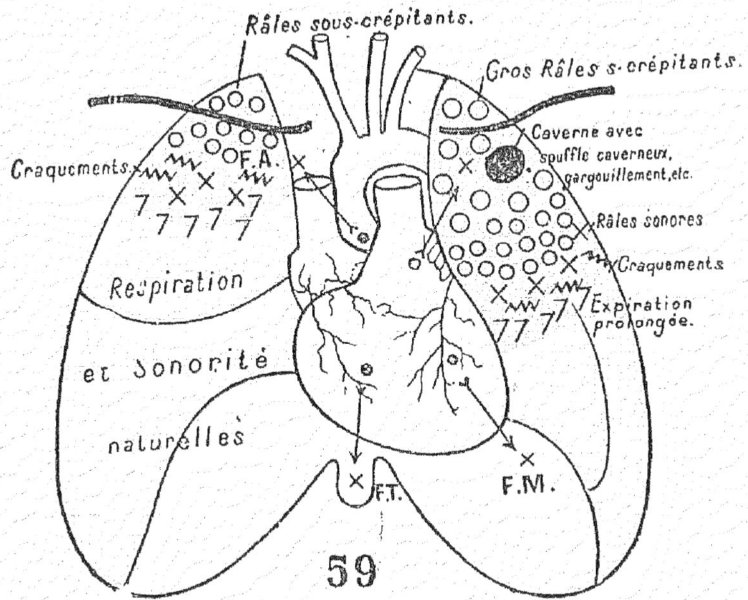

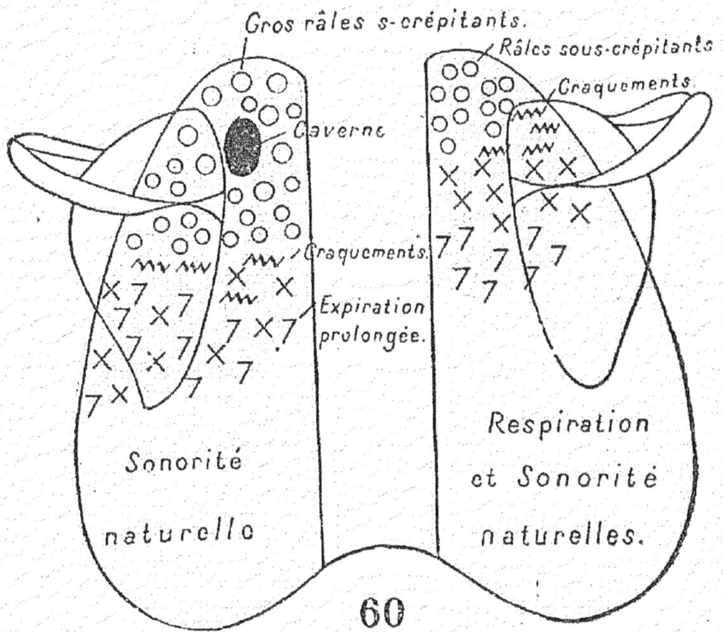

Fig. 59 et 60. — Phtisie, schéma nº 5.

VI. — *Dernière période (signes cavitaires des deux côtés).*

La phtisie est arrivée à sa dernière période :
Les deux poumons sont creusés de cavernes (fig. 61 et 62).

§ 5. — Phtisie galopante.

1° La phtisie galopante ressemble absolument à la phtisie commune par ses signes auscultatifs, envahissant, comme elle, le poumon de haut en bas et donnant lieu comme elle :

— Au début, à de l'*expiration prolongée*, UUU-UUU, signe d'infiltration tuberculeuse des sommets (voir p. 71, fig. 51 et 52).

— Plus tard, à des *craquements*, KRRAKRIK-KRRR, indice d'un commencement de ramollissement (voir p. 75, fig. 55 et 56).

— Plus tard encore, à des *râles sous-crépitants*, GLGLGL-GL, symptôme d'un ramollissement complet (voir p. 77, fig. 57 et 58).

— Enfin, à sa dernière période, à des signes cavitaires : souffle caverneux, voix caverneuse, gargouillement (voir p. 78).

2° Elle diffère de la phtisie ordinaire par ses symptômes généraux, qui souvent la font ressembler, à s'y méprendre, à la fièvre typhoïde : céphalalgie, stupeur, fièvre intense, mais sans cycle défiini, etc.

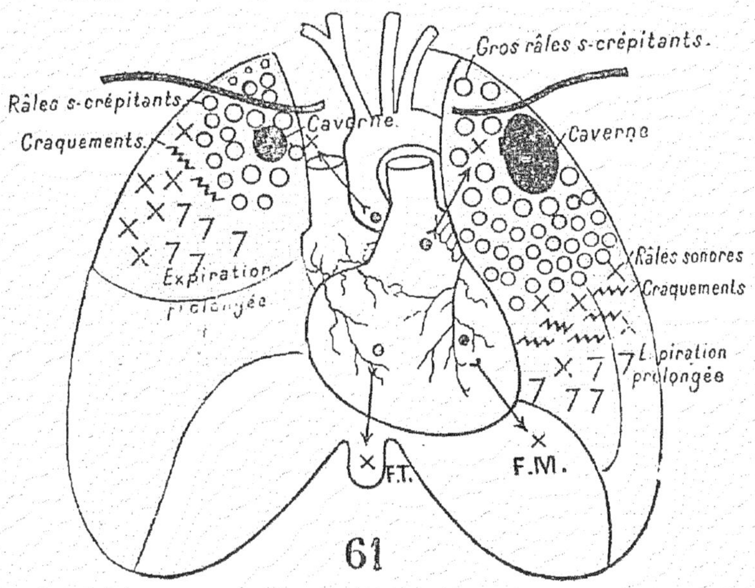

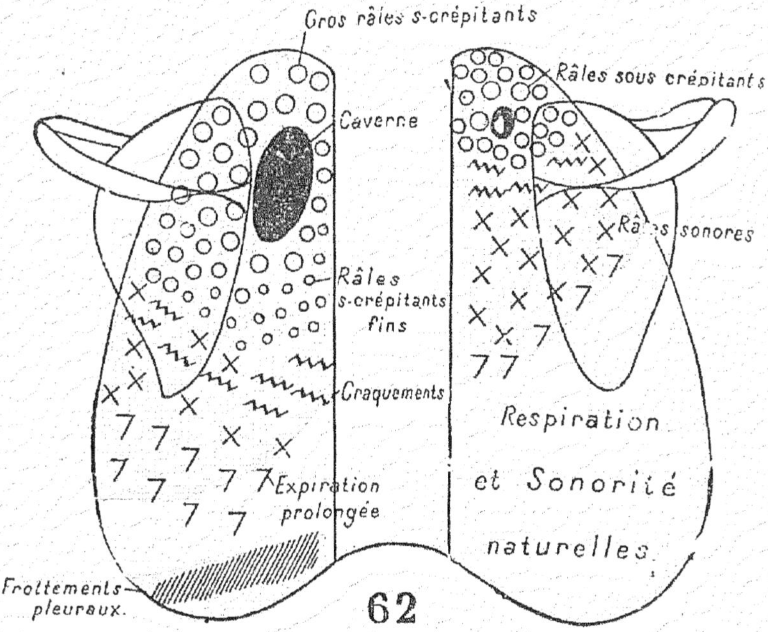

Fig. 61 et 62. — Phtisie, schéma n° 6.

5^3.

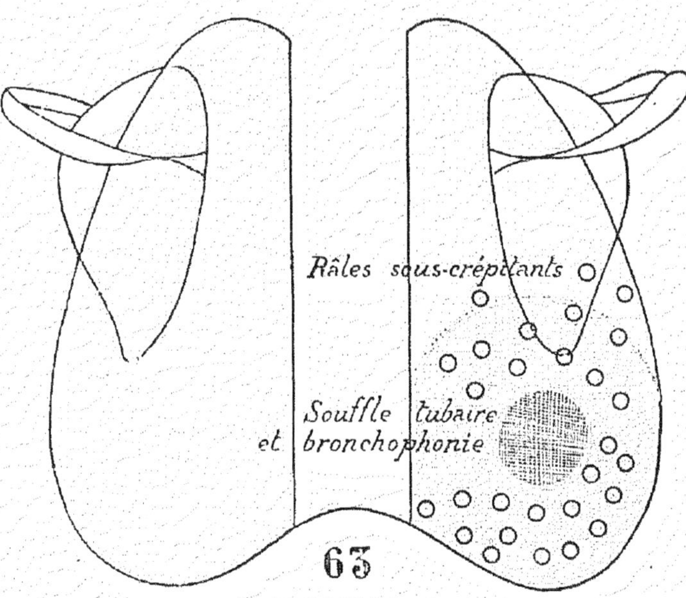

Fig. 63. — Gangrène : 1re période.

§ 6. — Gangrène pulmonaire.

La gangrène a, au point de vue auscultatif, deux périodes distinctes :

I. — *Première période.*

— Quand les parties sphacélées ne sont pas encore éliminées, on a une auscultation absolument semblable à celle de la pneumonie à la période de suppuration (comparer les figures 63 et 42).

— Un point central mat (noyau sphacélé) ;

— Du souffle tubaire (FFFUUU-EUEU) et de la bronchophonie (voix bourdonnante) au même point ;

— Tout·autour, une zone de râles sous-crépitants (GLGLGL-GL), se rattachant à la congestion des bronches voisines du foyer.

Symptômes cliniques. — Maladie secondaire, succédant toujours à un état pathologique déjà grave par lui-même (pneumonies bâtardes, traumatismes pulmonaires, etc.), la gangrène du poumon est caractérisée à son début :

— Par une dépression subite et considérable des forces du malade ;

— Par une élévation brusque de la température ;

— Enfin, *signe caractéristique*, par l'apparition, chez le malade, d'une haleine extrêmement fétide et repoussante.

II. — *Deuxième période.*

Après l'élimination des parties mortifiées, il se forme une caverne qui se révèle par ses signes habituels (fig. 64) :

— Souffle caverneux : OUOUOU-OU ;

— Voix caverneuse ou de ventriloque ;

— Gargouillement : GLOU-GLOU.

Symptômes cliniques. — Ils sont caractéristiques :

— L'haleine du malade demeure d'une fétidité extrême, absolument repoussante, suffisante à elle seule pour infecter toute une salle d'hôpital.

— Le malade rejette des crachats noirs-verdâtres ou rougeâtres, sanieux, très fétides aussi, composés d'un détritus brunâtre, sanguinolent par places, provenant de la destruction du tissu pulmonaire et contenant tous les éléments désagrégés de celui-ci.

— Il survient souvent des hémoptysies plus ou moins graves.

— L'affaiblissement et la prostration du malade sont extrêmes.

— Enfin, la température reste toujours élevée, comme cela s'observe dans toutes les maladies putrides.

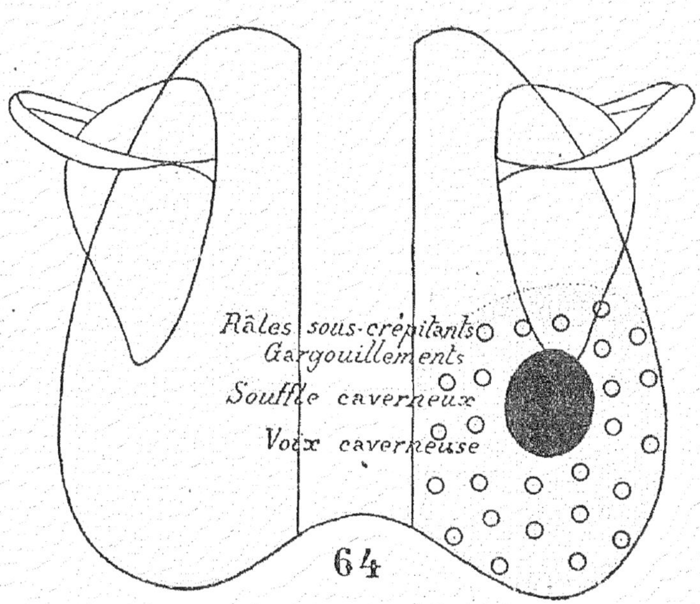

Fig. 64. — Gangrène : 2e période.

§ 7. — Congestion et œdème.

Mêmes signes auscultatifs dans les deux cas (fig. 65) :

— Sonorité diminuée (submatité ou matité) à l'une ou aux deux bases, en arrière ;

— Aux mêmes points, râles sous-crépitants très fins : GLGLGL-GL, GLGLGL-GL.

Symptômes cliniques. — Gêne plus ou moins forte dans le ou les côtés congestionnés ; respiration légèrement oppressée ; un peu de fièvre et quelques frissons dans les fluxions actives. Dans la *congestion rapide et générale* (cas extrêmement rare), toute la poitrine est envahie, en même temps, par de petits râles sous-crépitants et la gêne respiratoire est extrême.

§ 8. — Apoplexie pulmonaire.

En un point limité de la poitrine, plus souvent au *sommet* qu'ailleurs, se déclarent brusquement :

— De la submatité (fig. 66) ;

— Un foyer circonscrit de râles sous-crépitants très fins : GLGLGL-GL, GLGLGL-GL.

Symptômes cliniques. — Le malade a été pris d'une gêne subite de la respiration, de quintes de toux, de crachements de sang. Celui-ci est *rouge vermeil*, s'il vient des bronches ; *noir visqueux*, s'il s'est épanché dans l'épaisseur même du poumon.

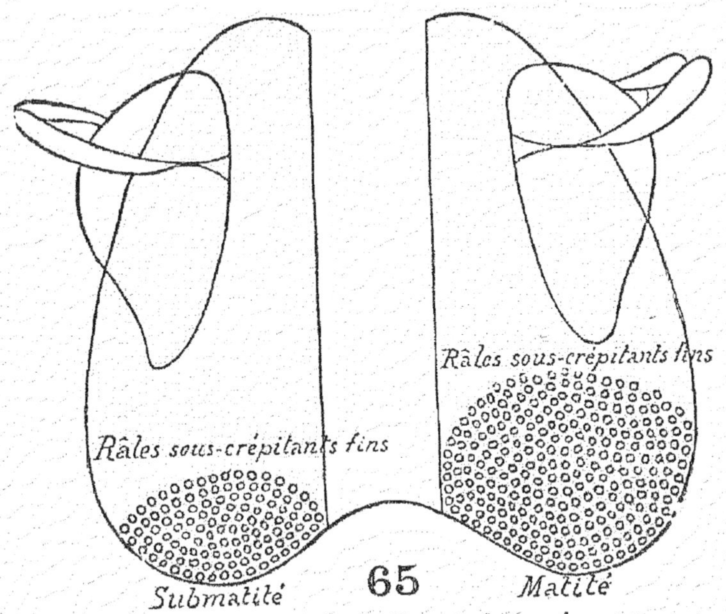

Fig. 65. — Congestion pulmonaire.

Ce schéma diffère de celui de la broncho-pneumonie (p. 52),
par l'absence de souffle, et de celui de la bronchite capillaire
(p. 33), par la présence de la matité.

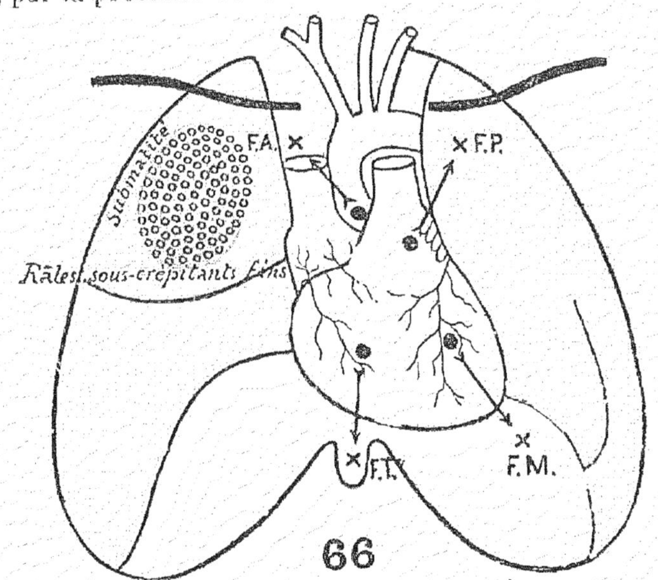

Fig. 66. — Apoplexie pulmonaire.

§ 9. — Hydro-pneumothorax.

L'hydro-pneumothorax consiste dans un épanchement de gaz et de liquide dans une des plèvres,
et offre réunis les signes auscultatifs de la pleurésie
(fig. 46, p. 64) et du pneumothorax (fig. 32, p. 51).

L'on a : matité, au niveau de l'épanchement
liquide (zone bleue) ; — sonorité exagérée au-dessus, c'est-à-dire au niveau de l'épanchement gazeux
(zone rouge) ; — sonorité et respiration naturelles
dans tout le reste de la poitrine (zone jaune) ; —
souffle, voix et toux amphoriques, à timbre en
AOUOU, vers la couche gazeuse ; — tintement métallique à la jonction des deux fluides (le tintement métallique est une sorte de petit bruit, à
timbre argentin, DINNN, tout à fait semblable à
celui qu'on produirait en laissant tomber un grain
de plomb dans une grande coupe de métal et qui
se manifeste quand le malade respire, parle ou
tousse. Il est tellement caractéristique qu'on le devine la première fois qu'il frappe l'oreille) ; — enfin, quelquefois, en secouant vivement le tronc du
malade, on perçoit un bruit semblable au clapotement qu'on produit en agitant une grande carafe
à moitié remplie d'eau. C'est le bruit de *fluctuation thoracique*, qu'on n'entend que dans l'hydro-
pneumothorax (fig. 68).

Symptômes cliniques. — Les mêmes que ceux
du pneumothorax, page 50.

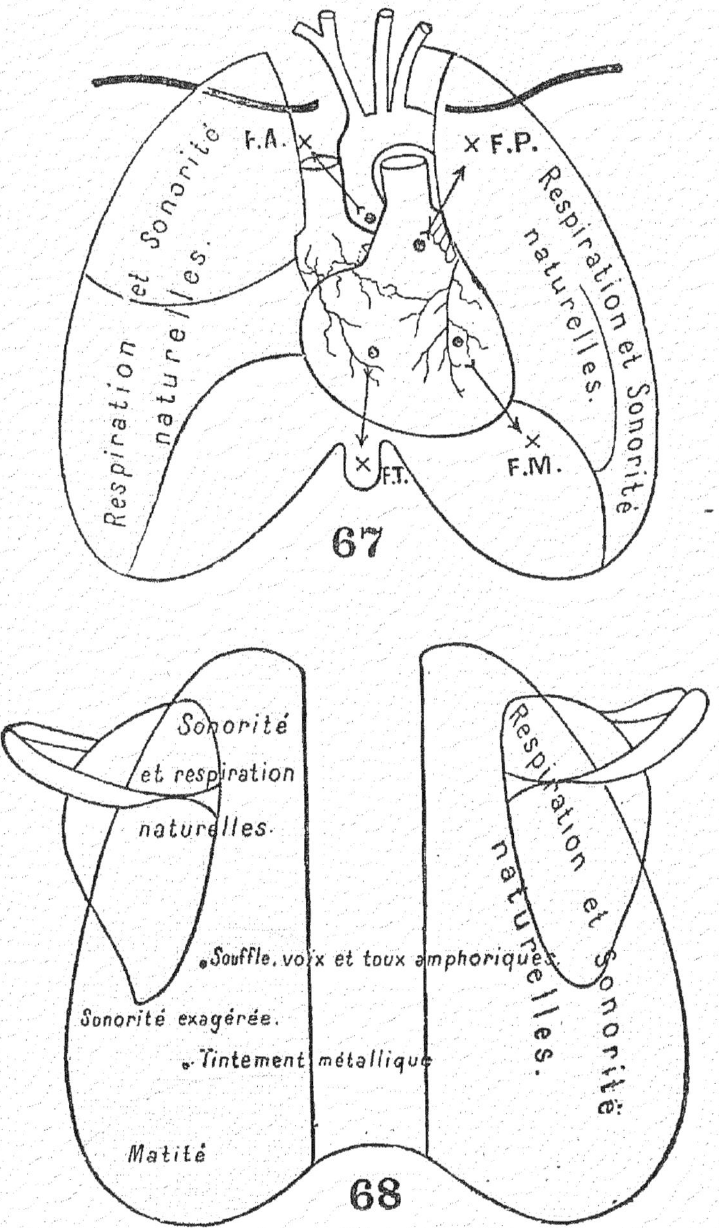

Fig. 67 et 68. — Hydro-pneumothorax.

DEUXIÈME PARTIE

AUSCULTATION DU CŒUR

CHAPITRE PREMIER

GÉNÉRALITÉS.

ARTICLE 1ᵉʳ. — BRUITS NORMAUX.

1° En jetant les yeux sur la figure 69, qui est théorique et représente l'appareil circulatoire dans son ensemble, on voit :

— qu'il existe, dans le cœur, quatre orifices :

L'orifice mitral A ;

L'orifice tricuspide B ;

L'orifice pulmonaire C ;

Et l'orifice aortique D,

— et que chacun de ces orifices possède une soupape ou valvule, destinée à diriger le cours du sang dans l'intérieur de l'organe.

Or, lorsqu'on parle d'une maladie de cœur, il

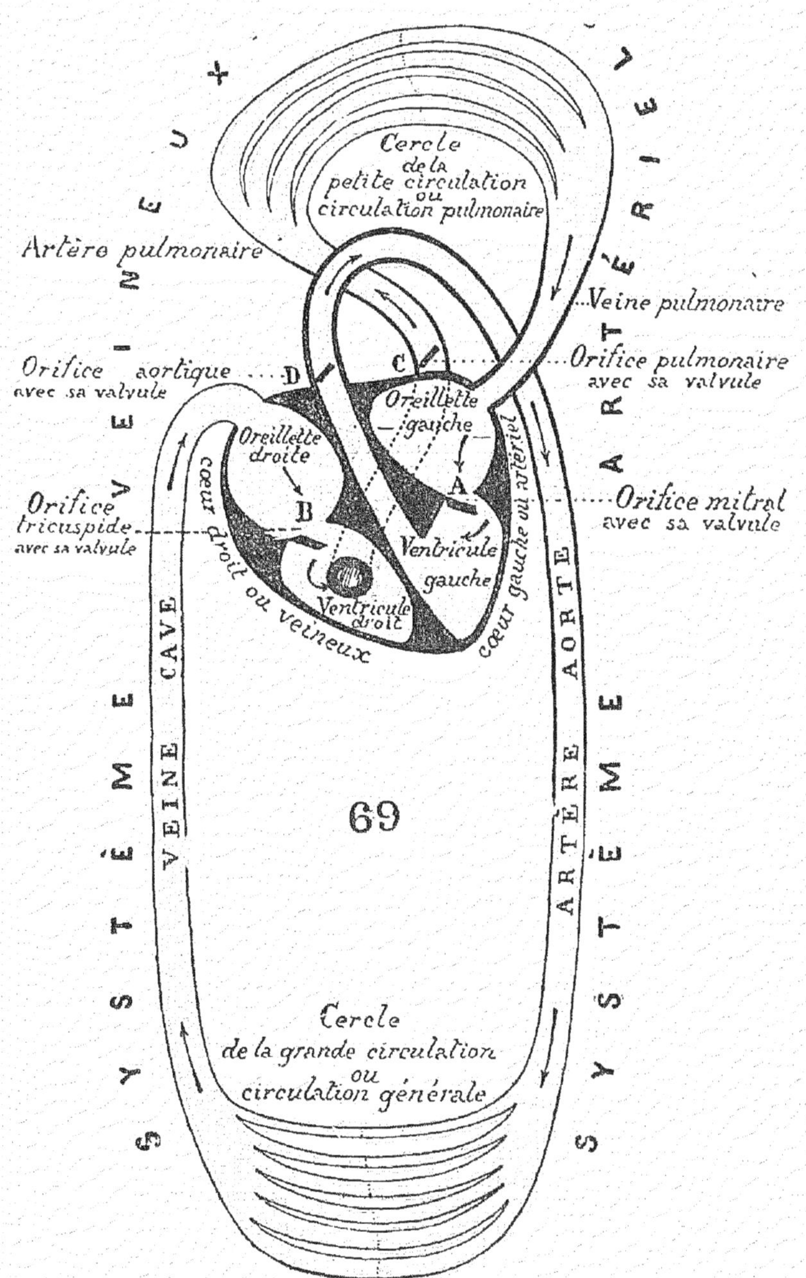

Fig. 69. — Figure théorique de l'ensemble de l'appareil circulatoire.

s'agit, presque toujours, d'une lésion d'un de ces quatre orifices qui peut être :

— Ou *rétréci*, c'est-à-dire diminué dans ses diamètres : c'est ce qu'on nomme un *rétrécissement ;*

— Ou muni d'une valvule *insuffisante*, c'est-à-dire ne l'oblitérant pas complètement au moment où elle se ferme : c'est ce qu'on appelle une *insuffisance ;*

— Ou, enfin, être à la fois et *rétréci* et muni néanmoins d'une valvule incapable de l'oblitérer : auquel cas on dit qu'il y a, en même temps, *insuffisance* et *rétrécissement.*

2° Chez une personne qui se porte bien, chaque orifice du cœur fait entendre un bruit de *tac-tac*, qui se répète 65 à 75 fois par minute, chaque *tac-tac* étant séparé du précédent par un silence : le premier *Tac* coïncide avec la contraction des ventricules (systole) ; le second, avec leur dilatation (diastole).

Or, il est des points sur la poitrine, où le bruit de *tac-tac*, afférent à chaque orifice, se fait entendre mieux qu'ailleurs. Ces points d'élection, qu'on appelle les *foyers d'auscultation* du cœur, sont au nombre de quatre comme les orifices (fig. 70).

Deux occupent la région de la pointe ; les deux autres sont dans la région de la base.

Des deux points de la pointe :

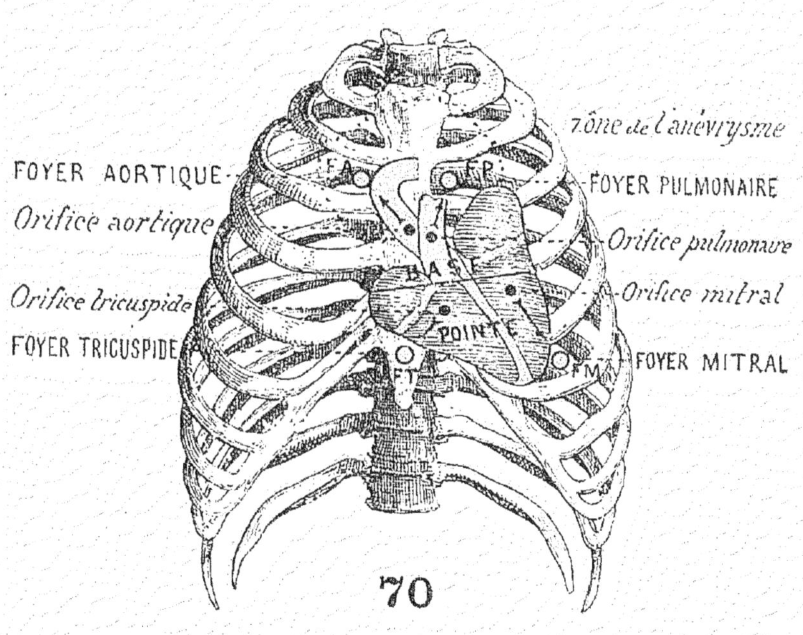

Fig. 70. — Auscultation du cœur.

L'un, FM, répond au cinquième espace intercostal gauche, à 10 centimètres de la ligne médiane : *c'est le foyer des bruits de l'orifice mitral* ;

L'autre, FT, est situé à la base de l'appendice xiphoïde : *c'est le foyer des bruits de l'orifice tricuspide*.

Les deux points de la base occupent :

L'un, FP, le deuxième espace intercostal gauche, immédiatement en dehors du sternum : *c'est le foyer des bruits de l'orifice pulmonaire* ;

L'autre, FA, le deuxième espace intercostal droit, en dehors aussi du sternum : *c'est le foyer des bruits de l'orifice aortique*.

ARTICLE II. — BRUITS ANORMAUX OU SOUFFLES.

§ 1er. — Temps du souffle.

Chez une personne qui a une maladie de cœur, c'est-à-dire une lésion d'un de ses orifices cardiaques, on entend, au niveau du foyer d'auscultation de cet orifice : — FFFFou-Tac, FFFFou-Tac (on dit alors qu'il y a un *souffle au premier temps*, c'est-à-dire au premier tac), — ou bien Tac-FFFFou, Tac-FFFFou, auquel cas on dit que le *souffle est au second temps*, c'est-à-dire au second tac, — ou, enfin, FFFFou-FFFFou, FFFFou-FFFFou, ce qui est l'indice d'un double souffle, c'est-à-dire d'un souffle à chaque temps ou chaque Tac.

Or :

1° Pour les orifices de la pointe (mitral et tricuspide) :

— *Un souffle au premier temps* (FFFFou-Tac) indique, qu'au moment de la systole (premier tac), il y a un reflux du sang dans les oreillettes, par conséquent que les orifices mitral ou tricuspide ne sont pas suffisamment fermés, et, par suite, qu'il y a une insuffisance de valvules : — Donc, *souffle au premier temps* (FFFFou-Tac) = *insuffisance*.

— *Un souffle au second temps* (Tac-FFFFou), au contraire, montre qu'au moment de la diastole (deuxième tac), le sang passe difficilement des oreillettes dans les ventricules, à travers les orifices auriculo-ventriculaires et, par conséquent, que ceux-ci doivent être rétrécis : — Donc, *souffle au second temps* (Tac-FFFFou) indique *rétrécissement*.

2° Pour les orifices de la base (pulmonaire et aortique), c'est l'inverse :

— *Un souffle au premier temps* (FFFFou-Tac) ne peut provenir que de ce que, au moment de la systole (premier tac), le sang passe, avec effort et frottement, dans les orifices pulmonaire ou aortique à travers lesquels il est lancé : le *souffle au premier temps* indique donc un *rétrécissement* de ces orifices. FFFFou-Tac=*rétrécissement*.

— *Un souffle au second temps* (Tac-FFFFou, démontre, au contraire, qu'au moment de la diastole (deuxième tac), le sang, que la systole a lancé dans les artères, a de la tendance à revenir sur lui-même par les orifices incomplètement oblitérés de celles-ci : par conséquent que les valvules de ces orifices sont insuffisantes : donc Tac-FFFFou = *insuffisance*.

3° Pour les quatre orifices, un *souffle aux deux temps ou double souffle* (FFFFOU-FFFFOU) est l'indice d'une double lésion, c'est-à-dire de la présence simultanée, au même point, et d'une *insuffisance* et d'un *rétrécissement*.

4° Le tableau suivant résume ce qui précède :

Pointe... { Souffle au 1er temps = Insuffisance.
{ Souffle au 2e temps = Rétrécissement.

Base..... { Souffle au 1er temps = Rétrécissement.
{ Souffle au 2e temps = Insuffisance.

Aux quatre orifices, souffle aux deux temps = Ia. et Rét.

Moyen mnèmotechnique : Pointe = IR (l'insuffisance au 1er temps) ; Base = RI (le rétrécissement est le 1er).

§ 2. — **Timbre du souffle**.

Quant au timbre du souffle, il peut être : — doux, moelleux, à peine perceptible, — ou, au contraire, dur, rugueux, grinçant.

1° Le souffle *doux* :

— Dans la majorité des cas, est assez bien représenté par le mot FFFFOU, que nous avons adopté pour le désigner.

— Quelquefois, cependant, c'est un *piaulement* musical à sonorité variable : PIIII, PIIOU.

— D'autres fois, un sifflement : PSSIIT.

2° Le souffle *dur*, caractérisé par la rudesse de son timbre, ressemble au contraire :

— A un bruit de *râpe* : RRRR ;

— De *lime* : FFRR ;

— Ou de *scie* : KKRR, KKRR.

Or, l'expérience a depuis longtemps démontré la vérité de cette importante *règle clinique*, à savoir qu'une lésion cardiaque est, d'ordinaire, d'autant plus accentuée que le souffle qui la décèle a lui-même le timbre plus rude et strident : — un *souffle doux* indiquant des lésions très faibles et curables, quelquefois même de simples troubles *nerveux* ou *anémiques;* — un *souffle dur*, au contraire, devant faire soupçonner des lésions anciennes, rugueuses, organisées, incurables.

§ 3. — **Intensité du souffle.**

L'intensité des souffles et des claquements (des
Tac-Tac), perçus par l'oreille aux foyers d'auscultation du cœur, peut être *moyenne, très forte* ou
très faible.

L'expérience clinique démontre que :

— Les souffles d'intensité modérée et les claquements, ne s'écartant pas beaucoup de la *moyenne*
ordinaire, indiquent un cœur d'une force normale,
par conséquent un muscle cardiaque sain et non
altéré ;

— Que des souffles intenses, avec des claquements forts, retentissants et des battements énergiques, dénotent, au contraire, un muscle vigou-
reux et hypertrophié ;

— Enfin, que les bruits faibles, sourds, mal frappés, doivent faire penser, dans la majorité des
cas, à un cœur sans force, mou, flasque, dégénéré.

§ 4. — **Résumé des bruits de souffle.**

Une maladie de cœur, consistant presque toujours en une lésion d'un des orifices, il s'agit,
lorsqu'on veut savoir si un cœur est malade :
— d'appliquer successivement l'oreille sur chacun
des foyers d'auscultation de ses orifices ; — d'examiner à quel temps existe le souffle ; — d'apprécier

exactement le timbre de ce souffle, — et de se rendre compte également de son intensité et de celle des claquements (des TAC-TAC).

— Le *foyer d'auscultation* montre quel est l'orifice du cœur qui est lésé ;

— Le *temps du souffle* fait voir le genre de lésion (insuffisance, rétrécissement ou les deux réunis) ;

— Le *timbre* donne des probabilités sur la curabilité ou l'incurabilité ;

—Enfin, l'*intensité du souffle et des claquements* fournit des indications sûres sur l'état du muscle cardiaque lui-même (état normal, hypertrophie ou atrophie).

Art. III. — Changements de rythme des bruits.

A l'état normal, nous l'avons vu, il se produit successivement : — un 1er TAC : — un petit silence ; — un 2e TAC : — un grand silence. On entend : TAC-TAC — TAC-TAC — TAC-TAC...

Le grand silence, qui sépare chaque *paire de bruits*, chaque TAC-TAC, étant à peu près égal au tiers de la durée totale de la révolution cardiaque, il semble que le cœur bat, comme l'a dit Beau, une mesure à trois temps, c'est-à-dire en solfège :

Or, ce rythme, dans la maladie, peut être complètement. modifié.

§ 1er. — **Allongement du grand silence**
(Bradydiastolie, Bradycardie).

Le grand silence devient d'une longueur exagérée, sans que le TAC-TAC lui-même présente aucune modification. L'on perçoit :

TAC-TAC — TAC-TAC — TAC-TAC — etc... et le pouls est très lent.

Ce symptôme est considéré, en clinique, comme l'indice :

1° D'*une dilatation cardiaque, avec débilité extrême du cœur*, s'il y a, en même temps, un ou plusieurs souffles ;

2° D'*une lésion bulbaire*, si aucun bruit anormal du cœur ne démontre une alternation du côté de cet organe ;

3° Enfin, d'*une artério-sclérose combinée du cœur et du bulbe* (maladie de Stokes-Adams) s'il existe la triade symptomatique qui caractérise cette affection : pulsations cardiaques rares, pouls rare, attaques syncopales et épileptiformes.

§ 2. — **Rythme fœtal (Embryocardie).**

Le grand et le petit silence deviennent de même longueur, chaque TAC étant séparé de celui qui le précède ou qui le suit, par un intervalle de temps égal. Les bruits cardiaques, comme chez le fœtus (d'où le nom de rythme fœtal), ressemblent aux bruits des oscillations d'une pendule, au TAC-TAC régulier d'une montre. On entend : TAC-TAC-TAC-TAC-TAC-TAC... Les tacs ne sont plus, comme à l'état normal, accouplés deux à deux et le rythme physiologique *à trois temps* de Beău se change en un rythme à deux temps :

Le rythme fœtal est considéré, par les cliniciens, comme étant généralement d'un *pronostic sérieux*.

1° Existant *isolé* et sans accélération des battements cardiaques, il indique que le système artériel a perdu de sa force, de son élasticité, mais que le cœur ne faiblit pas.

2° Accompagné, au contraire, de l'accélération des battements (de tachycardie), il annonce l'état précaire du système cardio-vasculaire tout entier. Un examen attentif démontre, en effet, qu'il y a, dans ce cas, — d'une part, abaissement considérable de la pression artérielle ; — d'autre part, dilatation du cœur, par flaccidité du muscle ou par myocardite.

§ 3. — Dédoublement pathologique des bruits.

Chaque « *paire* de bruits » du cœur peut voir un de ses TAC, le premier ou le second, se dédoubler en deux tac plus petits et l'on entend alors :

Dans le dédoublement du premier bruit : tata-TAC, tata-TAC....

Dans le dédoublement du second : TAC-tata, TAC-tata...

Ces dédoublements des TAC sont généralement attribués, par les cliniciens, à un défaut de synchronisme dans les mouvements des valvules homologues du cœur droit et du cœur gauche, celles-ci, au lieu de se redresser et de claquer ensemble et par paire, se redressant et claquant successivement.

1° Le *dédoublement du premier bruit*, tata-TAC, tata-TAC, est très rare. Il est considéré comme n'indiquant pas une lésion du cœur, mais bien un excès de pression dans le *système aortique* et un commencement de lésion artérielle (artério-sclérose). Ce n'est, en quelque sorte, que le premier degré du *bruit de galop gauche*, que nous étudierons plus loin.

2° Le *dédoublement du deuxième bruit*, TAC-tata, TAC-tata (bruit de *rappel* de Bouillaud, que nous comparerions plutôt à un *chant de caille*) est beaucoup plus fréquent et indique un excès de pression dans le *système pulmonaire* (oreillette gauche, veine pulmonaire, artère pulmonaire). Il n'implique nullement une lésion du myocarde lui-même, mais est considéré comme absolument caractéristique du rétrécissement mitral (Huchard, Péter, Potain).

Nota. — Nous verrons (page 166) qu'il existe, chez quelques sujets, des dédoublements physiologiques dépendant des mouvements respiratoires. Ces dédoublements normaux ont pour caractère de *ne pas se produire à chaque révolution cardiaque*, puisque, à environ 70 révolutions du cœur, correspondent seulement 18 respirations. Ils sont donc passagers, intermittents, et c'est ce qui les distingue absolument des dédoublements pathologiques qui, eux, sont constants, et accompagnent chaque pulsation cardiaque.

§ 4. — **Bruits de galop.**

On entend quelquefois, en auscultant le cœur, un bruit à trois temps, absolument spécial, que Bouillaud a comparé, avec quelque raison, au galop d'un cheval: PA-TA-TI, PA-TA-TI, PA-TA-TI, et qui serait dû, non à un dédoublement, mais à un bruit surajouté qui précéderait le premier TAC (Potain).

1° Le plus souvent ce bruit a son *maximum* aux environs du foyer mitral (*bruit de galop gauche*) et coïncide avec un pouls dur, fort, plein, et un excès de tension du système *aortique*. Il est alors considéré comme l'indice certain d'une néphrite interstitielle, avec sclérose artérielle et cardiaque.

2⁴ Plus rarement, le bruit a son maximum vers le foyer tricuspide (*bruit de galop droit*), s'accompagne d'un pouls faible, mou, dépressible, de dyspnée, et est l'indice d'un excès de tension du système *pulmonaire* et d'une dilatation du ventricule droit. L'excès de tension des vaisseaux du poumon serait dû, lui-même, pour Potain, à une vaso-constriction de ces vaisseaux, sous l'influence d'un réflexe provenant d'une irritation gastro-intestinale quelconque (dilatation d'estomac, maladies du foie, entérites, etc.).

§ 5. — Irrégularité des bruits (Arythmie).

On distingue un grand nombre de formes d'irrégularités : ·

1° *Rythme alternant.* — Un battement fort alterne avec un battement faible, chaque couple étant séparé du suivant par une pause assez longue. On entend : TAC-TAC—tac-tac TAC-TAC—tac-tac..... et la dernière pulsation, celle qui est, en quelque sorte, avortée,

— Peut être sensible à la radiale (pouls alternant de l'insuffisance mitrale),

— Ou faire complètement défaut dans l'artère, de sorte que l'auscultation du cœur révèle un nombre de systoles double des pulsations artérielles (dégénérescence du myocarde).

2° *Rythme décroissant.* — Un battement fort est suivi d'une série d'autres battements de plus en plus faibles, auxquels succède un nouveau battement fort et ainsi de suite : TAC-TAC—TAC-TAC-tac-tac—ta-ta—t-t., TAC-TAC.

Il en est quelquefois ainsi dans l'insuffisance mitrale et le pouls, qui correspond à ce rythme, a reçu le nom de « pouls myure ou *en queue de rat* », qui exprime bien sa décroissance progressive.

3° *Rythme couplé.* — Les pulsations, égales entre elles, se succèdent par groupes, accouplées :

— Deux à deux : TAC-TAC — TAC-TAC — — TAC-TAC — TAC-TAC — etc. (rythme bigéminé de l'empoisonnement par la digitale) :

— Trois à trois : TAC-TAC — TAC-TAC — TAC-TAC — TAC-TAC — TAC-TAC — TAC-TAC — etc. (rythme trijugué);

— Quatre à quatre, cinq à cinq (rythme quadrijugué, quintijugué), etc.) :

Chaque série étant suivie d'une pause plus ou moins longue.

Toutes ces variétés de rythme s'observent surtout dans les lésions mitrales.

4° *Rythme intermittent vrai.* — Au milieu d'une longue série de pulsations régulières, survient tout à coup un arrêt du pouls, avec silence brusque, une *pause* complète du cœur, à laquelle succède une nouvelle série de battements réguliers, puis une nouvelle pause, et ainsi de suite : TAC-TAC, TAC-TAC, TAC-TAC, TAC-TAC, — TAC-TAC, etc.

Ce phénomène, compatible avec un fonctionnement normal du cœur (Parrot), indique un trouble dans l'innervation de l'organe et constitue parfois un des premiers signes de la méningite tuberculeuse.

5° *Rythme intermittent faux*. — Les pulsations cardiaques sont très régulières, mais l'une d'elles, de temps en temps, est plus faible, insuffisante, comme avortée : TAC-TAC, TAC-TAC, TAC-TAC, tac-tac, TAC-TAC, de sorte que l'ondée sanguine ne parvient pas jusqu'à la radiale où la pulsation manque.

Cette « fausse intermittence », ce *faux-pas* du cœur est l'indice d'une lésion certaine de l'organe et appartient plus spécialement à l'*insuffisance mitrale*.

6° *Rythme irrégulier*. — Les battements sont inégaux, confus, fous, sans aucune règle : TAC, ta-tata-TAC-TAC, ta-TAC, tata, TAC-TAC-ta-TAC : arythmie de l'asystolie, folie du cœur, etc.

CHAPITRE II

Nous étudierons successivement, en appliquant strictement à chacune d'elles les principes énoncés dans le chapitre précédent :

1° Les *lésions mitrales*, qui sont les plus fréquentes des maladies de cœur ;

2° Les *lésions tricuspides*, beaucoup moins importantes et plus rares ;

3° Les *lésions de l'orifice pulmonaire*, affections exceptionnelles et dont on ne connaît que quelques exemples ;

4° Les *lésions de l'orifice aortique*, qui, par leur fréquence et leur importance, viennent immédiatement après les lésions mitrales ;

5° Les *lésions des orifices du cœur*, vues dans leur ensemble (tableau synoptique) ;

6° L'*asytolie*, qui est la période ultime des lésions précédentes ;

7° La *péricardite*, ou inflammation de l'enveloppe du cœur ;

8° L'*anévrysme de l'aorte*, qui occupe une grande

place dans la pathologie de l'appareil circulatoire ;

9° La *chloro-anémie*, qui s'accompagne de signes auscultatifs spéciaux ;

10° Enfin, les autres maladies de cœur, beaucoup moins importantes que les précédentes au point de vue de l'auscultation.

ARTICLE Ier. — LÉSIONS MITRALES.

.Ce sont de beaucoup les plus fréquentes de toutes les maladies de cœur, celles qu'on observe journellement. Elles existent à tout âge et reconnaissent le plus ordinairement pour cause l'endocardite rhumatismale, à laquelle elles succèdent.

Leur foyer commun d'auscultation est le *foyer mitral*, c'est-à-dire un point situé au niveau du cinquième espace intercostal gauche, à 10 centimètres de la ligne médiane.

Or, en mettant l'oreille sur ce point (voir fig. 71), on peut entendre :

FFFFou-Tac, s'il y a *insuffisance* ;

Tac-FFFFou, s'il y a *rétrécissement* ;

FFFFou-FFFFou, s'il y a en même temps insuffisance et rétrécissement, ce qui arrive fréquemment. On dit alors qu'il existe un *souffle prolongé de la pointe.*

Nous allons passer successivement en revue chacune de ces lésions.

§ 1ᵉʳ. — **Insuffisance mitrale.**

En jetant les yeux sur la figure théorique 69 (page 91), on voit immédiatement que l'insuffisance mitrale doit permettre, au moment de la contraction ventriculaire (systole), le retour du sang du ventricule gauche dans l'oreillette gauche. Le claquement, produit par le redressement de la valvule mitrale (par conséquent le premier tac), doit donc être remplacé par un bruit de souffle se produisant au moment de la contraction du ventricule. L'insuffisance mitrale ne peut donc se traduire à l'auscultation que par un souffle au premier temps, FFFFou-Tac, FFFFou-Tac, qui est, en effet, le signe caractéristique de la lésion.

Symptômes cliniques. — Ils sont très nets.

— Le souffle se propage, en haut et en dehors, vers le creux de l'aisselle (fig. 71), et se fait entendre quelquefois jusque dans le dos, au-dessous de la pointe de l'omoplate gauche. — Il est ordinairement doux, *en jet de vapeur*, bref, instantané (FFFFou). — Le claquement qui le suit (le 2ᵉ Tac) est souvent fort, *éclatant*, et l'oreille perçoit FFFFou-TAN, FFFFou-TAN, bruit caractéristique de l'insuffisance mitrale.

— Le pouls (ce que fait bien voir le tracé sphygmographique, fig. 73) est *toujours petit* et *souvent irrégulier* : — *petit*, l'aorte recevant moins de sang

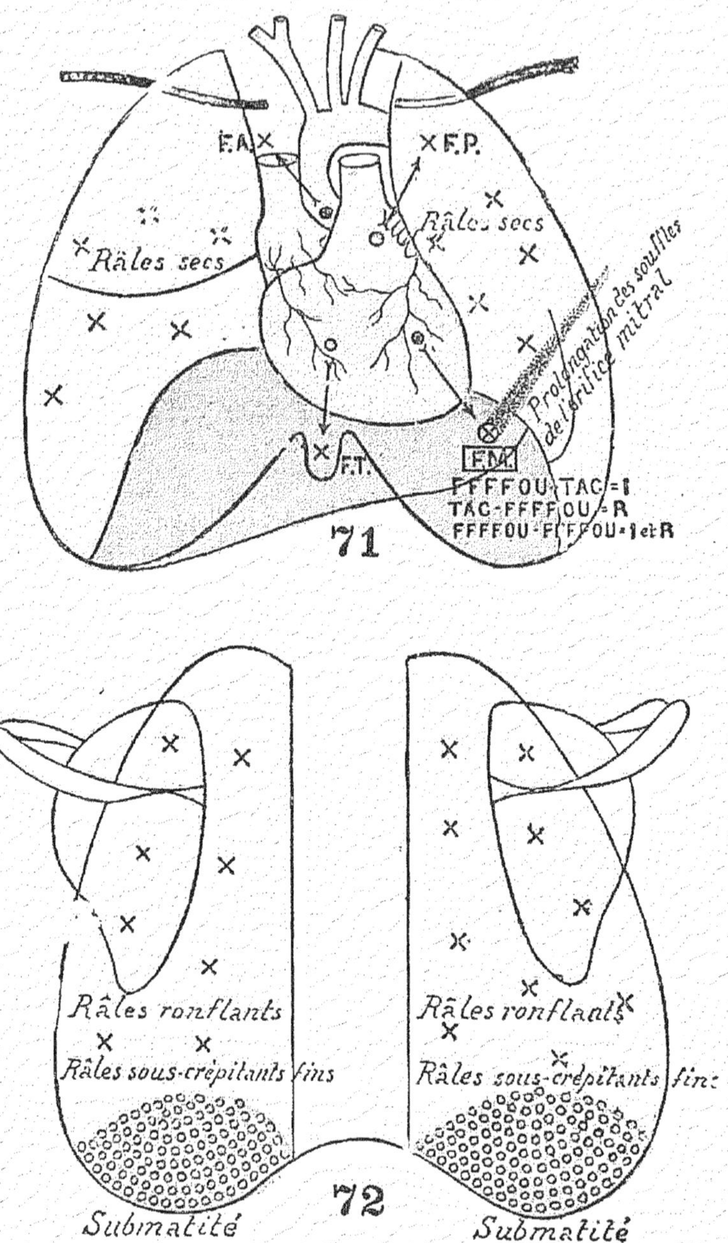

Fig. 71 et 72. — Lésions mitrales.

qu'à l'ordinaire, par suite du reflux dans l'oreillette ; — *irrégulier*, à cause du volume variable de
l'ondée sanguine à chaque systole.

— Les bases des poumons (voir fig. 72) deviennent, de bonne heure, le siège de nombreux râles

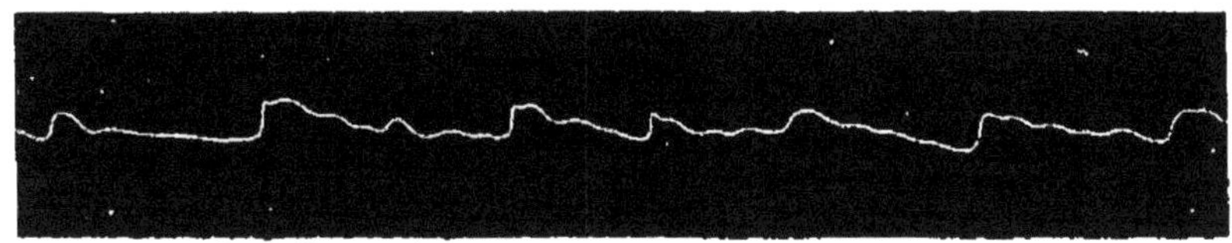

Fig. 73. — Tracé de l'insuffisance mitrale.

sous-crépitants fins, indice d'une *congestion* produite par la gêne qui se manifeste très vite, dans
le courant de la petite circulation, par le reflux du
sang en arrière de l'orifice mitral à chaque contraction ventriculaire (voir fig. schématique, p. 91).

— Ce n'est qu'à une période plus avancée de la
maladie que se montrent les autres symptômes
communs à la plupart des affections du cœur
(œdème des jambes, ascite, congestion du foie, essoufflement extrême, etc.), la stase veineuse
ayant gagné, de proche en proche, jusqu'au système
veineux général.

§ 2. — Rétrécissement mitral.

Au moment de la contraction de l'oreillette
(deuxième tac), le sang passe difficilement et avec
effort de celle-ci dans le ventricule, à travers un

orifice rétréci : il en résulte donc, à ce moment, un bruit de frottement ou de souffle, qui doit remplacer le second tac normal. Le rétrécissement mitral doit donc être caractérisé auscultativement par un bruit de souffle au deuxième temps ou deuxième tac : Tac-FFFFou, Tac-FFFFou...

Symptômes cliniques. — Se montrant dès l'enfance, surtout chez les petites filles, le rétrécissement mitral a une symptomatologie spéciale.

— Le bruit, perçu à l'auscultation, comme celui de l'insuffisance, se propage dans l'aisselle et jus-

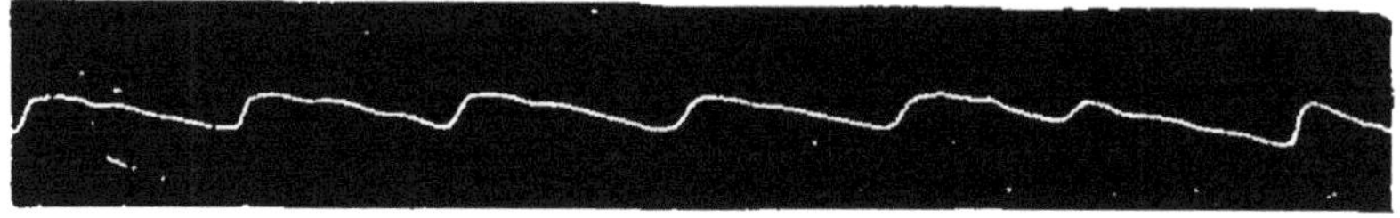

Fig. 74. — Tracé du rétrécissement mitral.

qu'au côté gauche du dos. — Le claquement (ou TAC) qui précède le souffle est tellement fort et énergique, qu'il suffit souvent à lui seul au diagnostic. — Quant au souffle lui-même, c'est une sorte de roulement sourd et ronflant, caractéristique (rrou, rrou) : on entend TAC-rrou, TAC-rrou, TAC-rrou, un 1er TAC énorme et un roulement sourd. — Quelquefois, cependant, le roulement manque et est remplacé, comme nous l'avons vu page 102, par le dédoublement du 2e TAC ; on perçoit alors le chant de *caille* TAC-ta-ta, TAC-ta-ta, bruit qui est regardé aussi comme caractérisant le rétrécissement mitral.

— Comme dans l'insuffisance (voir fig. 74), le pouls est *petit*, le ventricule recevant moins de sang qu'à l'ordinaire et en lançant moins dans l'aorte ; mais, à l'inverse de ce qu'on observe dans l'insuffisance, il est assez *régulier*, l'ondée sanguine restant à peu près constamment égale à elle-même.

— De bonne heure, les bases des poumons deviennent, comme dans l'insuffisance, le siège d'une congestion passive (nombreux râles sous-crépitants fins), produite par la stase précoce que le rétrécissement détermine au-dessus de lui dans la petite circulation (voir fig. 69, p. 94).

— Plus tard, bien plus tard, la gêne circulatoire gagne le système veineux général, et l'on observe les signes d'une stase veineuse généralisée : œdème des jambes, ascite, cyanose de la face, etc.

§ 3. — Insuffisance et rétrécissement réunis.

Très souvent (ce sont même les maladies du cœur les plus fréquentes), il y a en même temps insuffisance et rétrécissement : — *insuffisance*, la valvule ne s'abaissant pas suffisamment à chaque systole ; — *rétrécissement*, l'orifice mitral étant lui-même rétréci et diminué dans ses diamètres.

Dans cette lésion complexe (fig. 71), il y a deux

souffles, un à chaque temps, et le Tac-Tac normal
devient théoriquement FFFFou-FFFFou. C'est ce
qu'on appelle le *souffle prolongé de la pointe*, signe
caractéristique de la lésion mitrale double.

Symptômes cliniques. — Se rapprochent beaucoup de ceux de l'insuffisance et du rétrécissement.

— Le bruit perçu à l'auscultation (bruit qui
s'entend jusque dans l'aisselle et derrière le dos), a
souvent une consonance particulière que Duroziez, qui l'a signalée le premier, a traduite par le
mot FFFFOU-ta-ta-rrou, — FFFFOU étant le

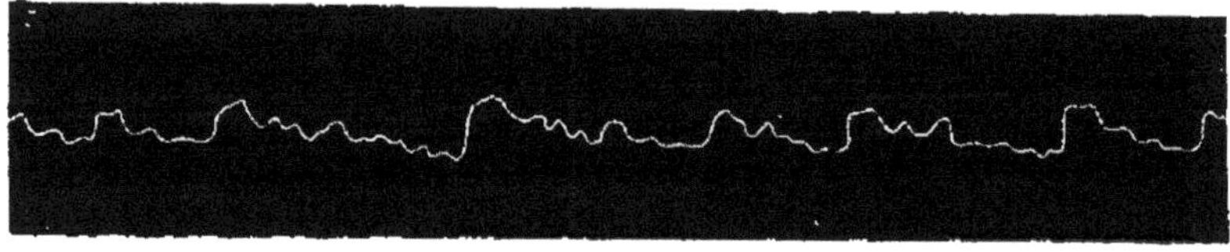

Fig. 75. — Tracé de l'insuffisance et du rétrécissement réunis.

souffle en jet de vapeur de l'insuffisance ; — rrou,
le roulement du rétrécissement ; — ta-ta, le dédoublement du 2e TAC, qui se produit souvent
ici, en même temps que les souffles, et constitue
un des signes distinctifs de la lésion. Quelques
auteurs font, de ce bruit spécial, un signe pathognomonique du rétrécissement mitral pur; d'autres,
avec plus de raison selon nous, un signe de l'insuffisance et du rétrécissement réunis.

— Le pouls est petit, fréquent et irrégulier

(fig. 75) : — *petit*, comme dans l'insuffisance et le rétrécissement seuls et pour les mêmes causes : — *fréquent*, le cœur cherchant à suppléer à la faiblesse des ondées par le nombre des pulsations : — *irrégulier*, enfin, l'irrégularité pouvant revêtir une des formes suivantes :

Un battement fort alterne avec un faible (pouls alternant) ;

Un battement fort est suivi d'une série de petits battements de plus en plus faibles (pouls *myure* ou en queue de rat) ;

Les battements se succèdent deux par deux (pouls bigéminé), trois par trois, quatre par quatre, cinq par cinq, chaque série étant suivie d'une pause plus ou moins longue (pouls trijugué, quadrijugué, quintijugué, etc.) ;

Il y a absence d'un battement complet, à intervalles plus ou moins rapprochés (pouls intermittent) ;

Enfin, les battements sont inégaux, confus, sans aucune règle (arythmie absolue).

— Dans l'insuffisance et le rétrécissement réunis, les bases des poumons s'engorgent de bonne heure, comme dans le rétrécissement et l'insuffisance seuls, et sont le siège de nombreux râles sous-crépitants fins. Les malades toussent et s'essoufflent facilement.

7^2

— A une période plus avancée de la maladie, on observe les mêmes signes de congestion veineuse généralisée que dans chaque lésion séparée : enflure des jambes, ascite, congestion du foie, etc., etc.

§ 4. — Résumé des lésions mitrales.

Ces lésions, en les considérant dans leur ensemble, ont toutes pour signes constants et caractéristiques :

1° Un souffle qui, né au foyer mitral, se propage dans l'aisselle gauche et jusqu'au côté gauche du dos ;

2° Un pouls toujours très petit, *régulier* dans le rétrécissement, *irrégulier* dans l'*insuffisance*, *irrégulier* et *fréquent* dans l'union des deux lésions ;

3° Enfin, la congestion précoce des deux poumons, congestion qui se traduit par la présence de nombreux râles sous-crépitants fins, aux deux bases en arrière.

ARTICLE II. — LÉSIONS TRICUSPIDES.

Ces lésions sont très rares. Leur foyer commun d'auscultation, dit *foyer tricuspide*, siège au niveau de la base de l'appendice xiphoïde.

Or, en auscultant ce foyer, on peut entendre, comme au foyer mitral (voir fig. 80. p. 132) :

FFFFou-Tac, s'il y a insuffisance ;

Tac-FFFFou, s'il y a rétrécissement ;

FFFFou-FFFFou, s'il y a en même temps insuffisance et rétrécissement.

§ 1er. — Insuffisance tricuspide.

Un souffle au premier temps ou premier tac (FFFFou-Tac) étant l'indice qu'au moment de la systole un liquide reflue à travers l'orifice tricuspide, ne peut signifier qu'une *insuffisance*, dont FFFFou-TAC = *insuffisance*.

Symptômes cliniques. — L'insuffisance tricuspide n'est presque jamais primitive ; elle se manifeste habituellement à la suite des lésions mitrales, qu'elle finit toujours par compliquer.

Son souffle est bref, doux, piaulant (PIII, PIOU) et ne se propage qu'à 2 ou 3 centimètres de son foyer d'origine, dans la direction de la pointe du cœur (mamelon gauche). — On entend PIOU-TAC, PIOU-TAC.

Les veines du cou (les jugulaires), recevant immédiatement l'ondée sanguine en retour, par suite de la non-occlusion de l'orifice tricuspide (voir fig. schématique, p. 91), deviennent le siège d'un pouls *veineux systolique*, que l'on peut considérer comme un signe caractéristique de la lésion.

Le foie également se congestionne rapidement, par suite du reflux veineux dans la veine cave, et

7³.

devient le siège de battements expansifs systoliques, sensibles à la palpation, et caractéristiques aussi de l'insuffisance.

Les signes d'une pléthore veineuse généralisée (œdème des jambes, ascite, etc.), sont beaucoup plus précoces ici que dans les lésions mitrales, l'orifice tricuspide commandant directement au système veineux général, tandis que l'orifice mitral en est séparé par tout le cercle de la petite circulation (fig. schématique 69, p. 91).

Le cercle de la petite circulation, s'interposant aussi entre l'orifice tricuspide et l'aorte, il en résulte que les lésions tricuspides, à l'inverse des mitrales, n'ont aucune influence sur le pouls.

§ 2. — Rétrécissement tricuspide.

Rencontré quelquefois chez la femme, il est extrêmement rare et se traduit forcément par un souffle au deuxième temps, c'est-à-dire coïncidant avec le moment précis où l'oreillette se contracte (diastole) et fait passer le sang à travers l'orifice tricuspide rétréci : Tac-FFFFou = rétrécissement.

Symptômes cliniques. — Peu différents de ceux de l'insuffisance.

Le souffle est une sorte de roulement (rrou), comme dans le rétrécissement mitral, et n'est perçu que dans un point limité de la base de l'appendice xiphoïde, avec une légère propagation à gauche dans la direction de la pointe : on entend : TAC-rrou, TAC-rrou.

Les jugulaires se gonflent, à cause de la stase veineuse existant en amont du rétrécissement, mais ne peuvent battre comme dans l'insuffisance, la valvule tricuspide en se relevant ne permettant pas le reflux du sang en arrière de l'orifice, à chaque systole.

Le foie se congestionne fortement, en raison de la stase veineuse de la veine cave, mais, pour la même cause que tout à l'heure (la suffisance de la valvule), ne devient le siège d'aucun battement.

Les signes d'une pléthore veineuse généralisée (œdème des jambes, ascite, etc.), sont précoces comme dans l'insuffisance.

§ 3. — Insuffisance et rétrécissement réunis.

Les deux lésions ne sont jamais réunies : elles se traduiraient d'ailleurs par un double souffle ou souffle prolongé : FFFFou-FFFFou.

§ 4. — Résumé des lésions tricuspides.

En somme, ces lésions ont pour caractères dis-. tinctifs :

1° La présence d'un souffle qui, né à la base de

7*

l'appendice xiphoïde, ne se propage que très faiblement en haut et à gauche dans la direction de la pointe (mamelon gauche).

2° Un gonflement prononcé et constant des jugulaires, qui restent immobiles dans le rétrécissement, mais battent, à chaque systole, dans l'insuffisance.

3° Enfin, l'augmentation de volume du foie, qui, dans l'insuffisance, est, comme les jugulaires, animé de battements systoliques.

Le diagnostic des lésions tricuspides est aux *jugulaires* et au *foie*, de même que celui des lésions mitrales est au pouls et aux poumons.

ARTICLE III. — LÉSIONS DE L'ORIFICE PULMONAIRE.

Les lésions de l'orifice pulmonaire sont extrêmement rares. Leur foyer d'auscultation, dit *foyer pulmonaire*, est situé au niveau du deuxième espace intercostal gauche, immédiatement en dehors du sternum.

§ 1ᵉʳ. — **Insuffisance**.

C'est une lésion dont on n'a vu que quelques exemples, et qui a pour signe un souffle doux, aspiratif, au deuxième temps : Tac-FFFFou, qui se prolonge, en haut et à gauche, dans la direction de la clavicule, ne s'entend jamais dans la carotide (à l'inverse de ce qui s'observe pour le souffle de l'insuffisance aortique) et qui augmenterait sensiblement pendant l'expiration (Barié).

§ 2. — Rétrécissement.

Observé quelquefois chez le nouveau-né ou chez le tuberculeux, le rétrécissement se traduit par un souffle au premier temps (FFFFou-TAC), au moment précis où l'ondée sanguine franchit l'orifice rétréci.

Le souffle est ordinairement rude, intense (FFRRou), se prolonge en haut et à gauche jusqu'à la clavicule, mais n'a aucun rentDie retentissement dans les vaisseaux du cou.

La caractéristique de la lésion est la teinte bleuâtre, cyanosée des téguments, teinte surtout prononcée à la face, aux lèvres, aux extrémités et que l'on attribue à une insuffisance de l'hématose.

On observe, aussi très souvent, une dilatation variqueuse de la plupart des veines périphériques.

Les signes de la stase veineuse généralisée (œdème des jambes, ascite, etc.), sont très précoces.

§ 3. — Insuffisance et rétrécissement réunis.

Ils ne sont que très rarement rencontrés ensemble : il existe un double souffle : le premier dur et bref ; le deuxième doux et prolongé : RRou-FFFFou.

§ 4. — Résumé des lésions de l'orifice pulmonaire.

Trois caractères : — La prolongation du souffle en haut et en dehors vers la clavicule gauche ; — la cyanose des téguments ; — enfin, très souvent la dilatation variqueuse des veines périphériques.

Article IV. — Lésions de l'orifice aortique.

Ces lésions viennent, comme fréquence, immédiatement après les lésions mitrales. On les observe surtout après quarante ans.

Leur foyer commun d'auscultation est le foyer dit *aortique*, situé au niveau du deuxième espace intercostal droit, immédiatement en dehors du sternum.

Sur ce point, l'on peut entendre (voir fig. 80, p. 132) :

Tac-FFFFou, s'il y a insuffisance ;

FFFFou-Tac, s'il y a rétrécissement ;

FFFFFou-FFFou, s'il y a les deux lésions réunies.

§ 1er. — Insuffisance aortique.

Elle est extrêmement fréquente, se voit surtout chez les alcooliques, et a pour signe auscultatif (fig. 76), un souffle qui se produit au deuxième temps (au deuxième tac), c'est-à-dire au moment où le sang, qui vient d'être lancé dans l'aorte, reflue dans le ventricule par le fait de l'insuffisance. Ce souffle remplace le second bruit produit normalement par le claquement de la valvule qui s'abaisse. Tac-FFFFou = *insuffisance*.

Symptômes cliniques. — Ils sont caractéristiques :

Le souffle est ordinairement doux, aspiratif, en jet de vapeur (FFFFou), mais devient quelquefois rude, strident, grinçant (KKKRR). — Né au foyer aortique (fig. 76), il se propage, *en haut*, jusque dans les carotides, et quelquefois *en bas*, le long du bord droit du sternum, jusqu'à l'appendice xiphoïde.

Le ventricule gauche (fig. schématique, p. 91), recevant du sang à chaque diastole, non seulement de l'orifice mitral, mais aussi de l'orifice aortique, par reflux, se dilate, s'hypertrophie et la pointe, au lieu de battre, comme à l'état normal, *sur la ligne mamelonnaire au niveau du cinquième espace intercostal gauche*, descend bientôt à 3 ou 4 centimètres en bas et à gauche de cette position.

Les artères du cou *battent* (ce qui est un des grands signes de l'insuffisance), et sont généralement dures, athéromateuses, flexueuses. Quelquefois les pulsations sont tellement énergiques, que ces vaisseaux semblent bondir sous la peau

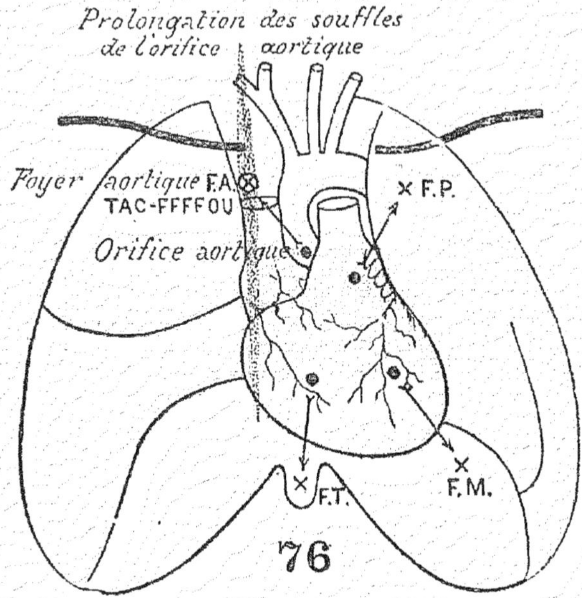

Fig. 76. — Insuffisance aortique (la ligne bleue indique la direction du souffle en haut et en bas).

(*danse des artères*) et que les capillaires eux-mèmes sont animés de battements (*pouls capillaire visible*).

Le pouls est bondissant et dépressible : — *bondissant*, à cause de la force de propulsion de l'ondée sanguine lancée par un ventricule hypertrophié : — *dépressible*, par suite du reflux brusque du sang dans le ventricule et de la diminution de tension artérielle qui en résulte immédiatement. C'est ce qu'on appelle le *pouls de Corrigan*.

Au sphygmographe, ce pouls, nous dit Jaccoud,

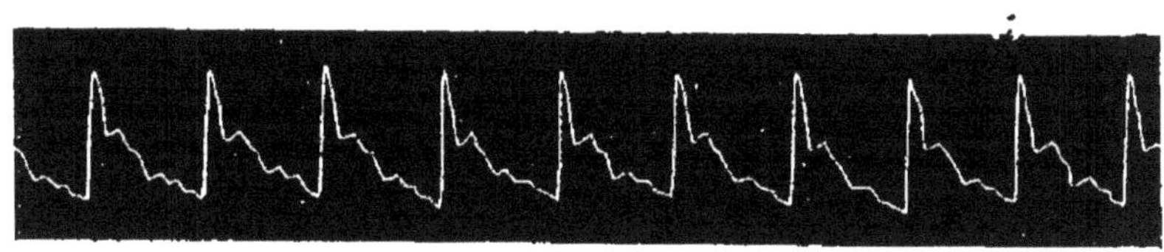

Fig. 77. — Tracé de l'insuffisance aortique.

a pour caractères (fig. 77) : — sa régularité parfaite ; — l'ampleur de sa pulsation ; — la verticalité de sa ligne ascendante ; — la pointe aiguë qui termine celle-ci.

Autre signe. Quand, à l'état normal, l'on comprime légèrement l'artère crurale avec le stéthoscope, on sait que l'on obtient immédiatement un souffle systolique plus ou moins intense, mais un *seul* souffle : FFFFou. Or, dans l'*insuffisance*, l'on entend toujours deux souffles (FFFFou-FFou), dont l'un correspond à la systole et l'autre plus court à la diastole : c'est le *double souffle intermittent crural de Duroziez*, que l'on regarde comme un signe pathognomonique de l'insuffisance aortique.

Dans cette lésion, — ce qu'on n'observe pas dans les autres affections cardiaques, — les malades sont pâles et souvent tourmentés par des vertiges, ce qu'on attribue à de l'anémie encéphalique, l'aorte recevant moins de sang qu'à l'état normal, puisqu'une partie de celui qui lui est destiné reflue dans le ventricule. L'anémie peut aller jusqu'à la syncope et, quelquefois même, jusqu'à la mort subite.

Enfin, il faut ajouter que les symptômes congestifs des maladies de cœur (œdème des jambes, ascite, congestion du foie, etc.), sont beaucoup plus rares et plus tardifs, dans l'insuffisance aortique, que dans toute autre lésion cardiaque. La figure 69 (p. 91) rend très bien compte de ce fait, car elle montre que le flux rétrograde, qui se produit à l'orifice aortique D, ne peut retentir sur la veine cave et l'engorger, qu'après avoir, au préalable, forcé l'orifice mitral A, dilaté l'oreillette gauche, congestionné le poumon (petite circulation), forcé à son tour l'orifice tricuspide B et dilaté enfin l'oreillette droite.

§ 2. — Rétrécissement aortique.

Bien plus rare que l'insuffisance, le rétrécissement aortique se traduit par un bruit de souffle au premier temps (au premier tac), au moment où le sang, lancé par la systole, est obligé de traverser l'orifice rétréci : FFFFou-Tac = *rétrécissement*.

Symptômes cliniques. — Ils sont bien tranchés.

Le souffle est ordinairement rude, râpeux, traînant et semble se produire avec effort : FFFFouTT. — Il se prolonge quelquefois très loin, en haut et à droite du sternum, sur le trajet de l'aorte ascendante et jusque dans les carotides, mais se pro-

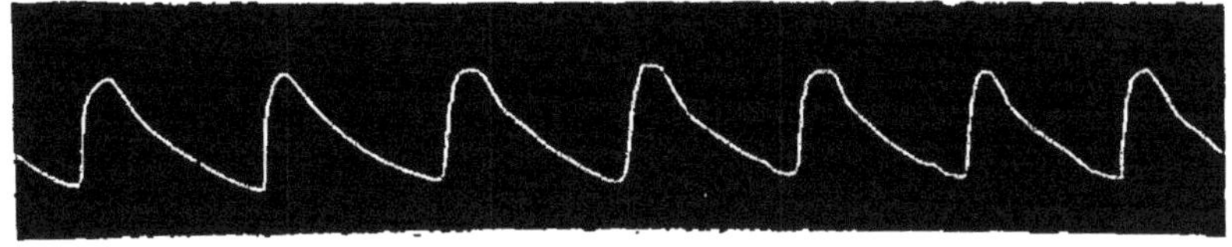

Fig. 78. — Tracé du rétrécissement aortique.

longe peu en bas, au-dessous de son foyer d'origine. — Le claquement ou Tac, qui le suit, est très faible, l'ondée en retour, qui rabat la valvule, étant nécessairement diminuée de volume par le rétrécissement. — On entend, au foyer d'auscultation : FFFFouTT-Ta, FFFFouTT-Ta.

Le ventricule gauche, obligé de faire effort pour vaincre l'obstacle représenté par le rétrécissement, s'hypertrophie rapidement et la pointe bat bientôt à 2 ou 3 centimètres en bas et à gauche de sa position ordinaire.

Le pouls diffère de celui de l'insuffisance en ce qu'il est moins ample et moins dépressible : — moins *ample*, le jet sanguin, lancé dans l'aorte à chaque systole, étant diminué : — moins *dépressible*, le reflux sanguin diastolique ne pouvant se produire par suite de la suffisance de la valvule.

Les oscillations du tracé sphygmographique (fig. 78) sont moins accentuées ; le sommet de la courbe est plus arrondi ; la descente se fait lentement et non brusquement comme dans l'insuffisance.

Pas de danse des artères ; — pas de double souffle intermittent crural. — Le malade n'accuse ordinairement aucun trouble fonctionnel, sauf quelques palpitations.

§ 3. — Insuffisance et rétrécissement réunis.

Cette lésion est fréquente, et ses caractères auscultatifs consistent dans l'union de ceux qui appartiennent à l'insuffisance et au rétrécissement. Il existe un double souffle FFFFou-FFFFou, le premier souffle se rattachant au rétrécissement, le second à l'insuffisance.

Symptômes cliniques. — Le premier souffle est ordinairement très intense, le deuxième beaucoup moins : on entend FFFFou-Fou, FFFFou-Fou, jusque dans les carotides.

Le ventricule gauche est très hypertrophié et la pointe portée en bas et à gauche.

Le pouls donne la moyenne entre l'insuffisance et le rétrécissement : son tracé (fig. 79) présente la pointe aiguë de la première et la descente lente du second.

Enfin, on observe souvent, dans ces lésions, des accès de dyspnée brusque, survenant surtout

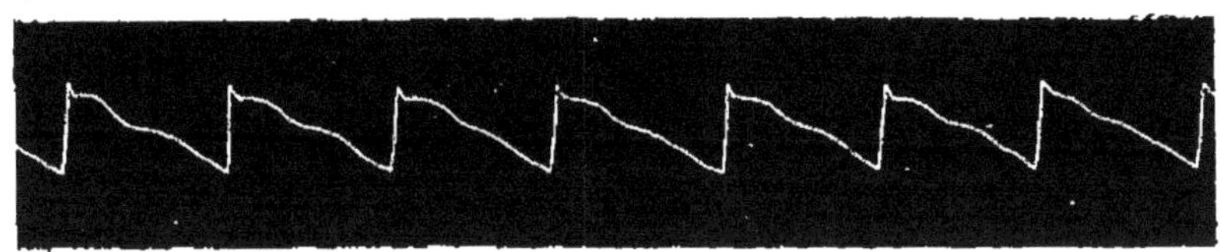

Fig. 79. — Tracé de l'insuffisance et du rétrécissement aortiques

quand le malade est couché et que l'on explique par la compression de l'aorte, prise entre un gros cœur et des vertèbres qui résistent : le malade est obligé de se redresser et de se pencher en avant pour respirer.

Les phénomènes de stase pulmonaire, de cyanose et d'hydropisie sont beaucoup plus précoces que dans l'insuffisance et le rétrécissement isolés.

§ 4. — Résumé des lésions aortiques.

Ces lésions ont pour signes communs et constants :

1° Un souffle qui, né au foyer aortique, se propage :

En haut, jusque dans les carotides;

En bas, le long du bord droit du sternum, jusqu'à l'appendice xiphoïde.

2° L'hypertrophie du ventricule gauche, caractérisée par le changement de place de la pointe
qui bat à 2 ou 3 centimètres en bas et à gauche de
sa position normale.

3° Enfin, une modification constante du pouls,
qui est toujours brusque, en même temps que :

Très ample et dépressible, dans l'insuffisance ;

Moyen et dur dans le rétrécissement ;

Moyen et mou, dans les deux lésions réunies.

ARTICLE V. — RÉSUMÉ SYNOPTIQUE DES LÉSIONS DES ORIFICES DU CŒUR.

(Les lésions les plus fréquentes sont en *Italiques*.)

FOYERS D'AUSCULTATION.		BRUITS SCHÉMATIQUES.	BRUITS RÉELS.	SIGNIFICATION	CARACTÈRES DISTINCTIFS DES LÉSIONS DE CHAQUE ORIFICE.
POINTE.	FOYER MITRAL	FFFFOU-TAC..... TAC-FFFFOU..... FFFFOU-FFFFOU.	FFFFOU-TAN...... TAC-rrou.......... FFFFOU-tata-rrou..	= *Insuffisance*... = Rétrécissement. = *Insuf. et rétré*.	Souffle qui se propage vers l'aisselle gauche et jusqu'au côté gauche du dos. Pouls toujours *très petit*, *régulier* dans le rétrécissement, *irrégulier* dans l'insuffisance, *irrégulier et fréquent* dans les deux lésions réunies. Congestion précoce des deux poumons, au niveau des deux bases, en arrière.
	FOYER TRICUSPIDE.	FFFFOU-TAC..... TAC-FFFFOU..... FFFFOU-FFFFOU.	PIOU-TAC.......... TAC-rrou........... FFFFOU-FFFFOU..	= *Insuffisance*.... = Rétrécissement. = Insuf. et rétréc..	Souffle qui ne se propage que très faiblement, en haut et à gauche, dans la direction de la pointe (mamelon gauche). Gonflement prononcé des jugulaires, qui restent immobiles dans le rétrécissement, mais *battent* dans l'insuffisance. Augmentation de volume du foie qui, dans l'insuffisance, est animé de battements systoliques.
BASE.	FOYER PULMONAIRE.	FFFFOU-TAC..... TAC-FFFFOU..... FFFFOU-FFFFOU.	FFRROU-TAC...... TAC-FFFFOU...... RROU-FFFFOU....	= Rétrécissement. = Insuffisance..... = Rétréc. et insuf.	Prolongation du souffle en haut et en dehors, vers la clavicule : non-propagation dans les vaisseaux du cou. Cyanose des téguments (face, lèvres, extrémités). Dilatation variqueuse des veines périphériques.
	FOYER AORTIQUE.	FFFFOU-TAC..... TAC-FFFFOU..... FFFFOU-FFFFOU.	FFFFOUTT-Ta..... TAC-FFFFOU...... FFFFOU-FOU......	= Rétrécissement.. = *Insuffisance*.... = *Rétréc. et insuf*.	Prolongation du souffle, en *haut*, jusque dans les carotides ; *en bas*, jusqu'à l'appendice xiphoïde. Hypertrophie du ventricule gauche. Pouls toujours brusque : — ample et dépressible, dans l'insuffisance (pouls de Corrigan) ; — moyen et dur, dans le rétrécissement ; — moyen et mou, dans l'union des deux lésions.

Moyen mnémotechnique pour les temps du souffle. — Pointe IR (l'Insuffisance est au premier temps) : Base RI (c'est le Rétrécissement qui est le premier).

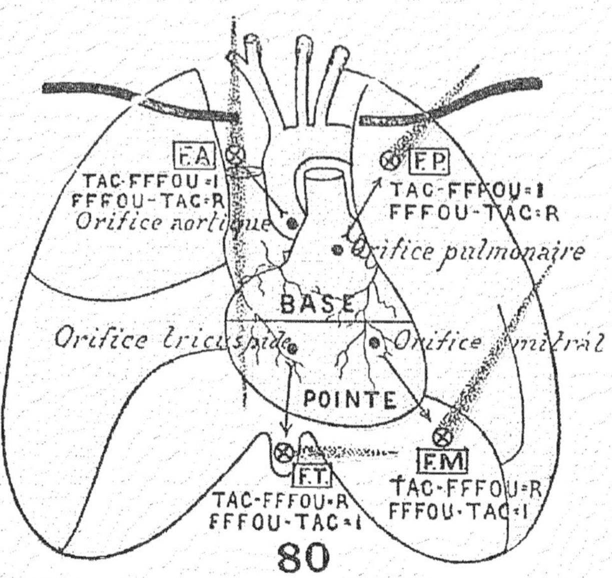

Fig. 80. — Figure d'ensemble représentant les lésions des quatre orifices, avec le mode de propagation des souffles (lignes bleues).

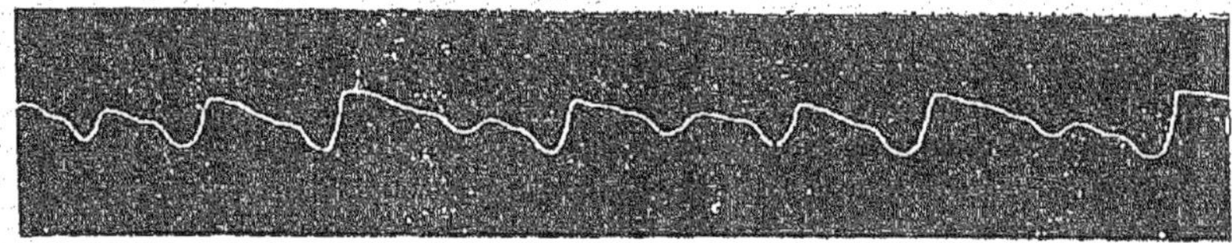

Fig. 81. — Pouls des lésions mitrales (petitesse, irrégularité, etc.).

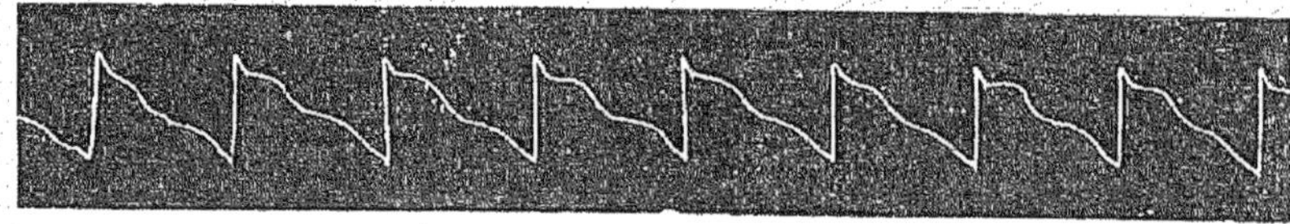

Fig. 82. — Pouls des lésions aortiques (ampleur, régularité, etc.).

Les lésions du cœur droit (tricuspides et pulmonaires), séparées du système aortique par tout le cercle de la petite circulation (fig. schématique, p. 91), n'ont aucune influence sur le pouls et celui-ci reste normal.

Article VI. — Asystolie.

Les lésions des orifices ont chacune, dans leur première période, une physionomie spéciale, que nous avons indiquée dans le tableau synoptique précédent (p. 131) :

Mais, quels que soient leur *nature* ou leur *siège*, elles arrivent toutes, tôt ou tard, au même résultat, qui est une immense stase du sang dans le système veineux et une extrême diminution de ce même liquide dans le système artériel (fig. 83).

En effet, dans les rétrécissements, une partie du sang demeure constamment en arrière de l'obstacle : dans les insuffisances, une partie de l'ondée sanguine reflue en arrière aussi à chaque systole.

Que la lésion siège sur n'importe quel orifice, le résultat est le même : ce qui est en arrière de l'orifice lésé (système veineux) finit par s'engorger, tandis que ce qui est en aval (système artériel) finit par se désemplir. Ce n'est qu'une question de temps, et ce temps est d'autant moins long, — l'observation clinique le prouve, — que l'orifice lésé est lui-même moins éloigné du système veineux général, c'est-à-dire de l'oreillette droite.

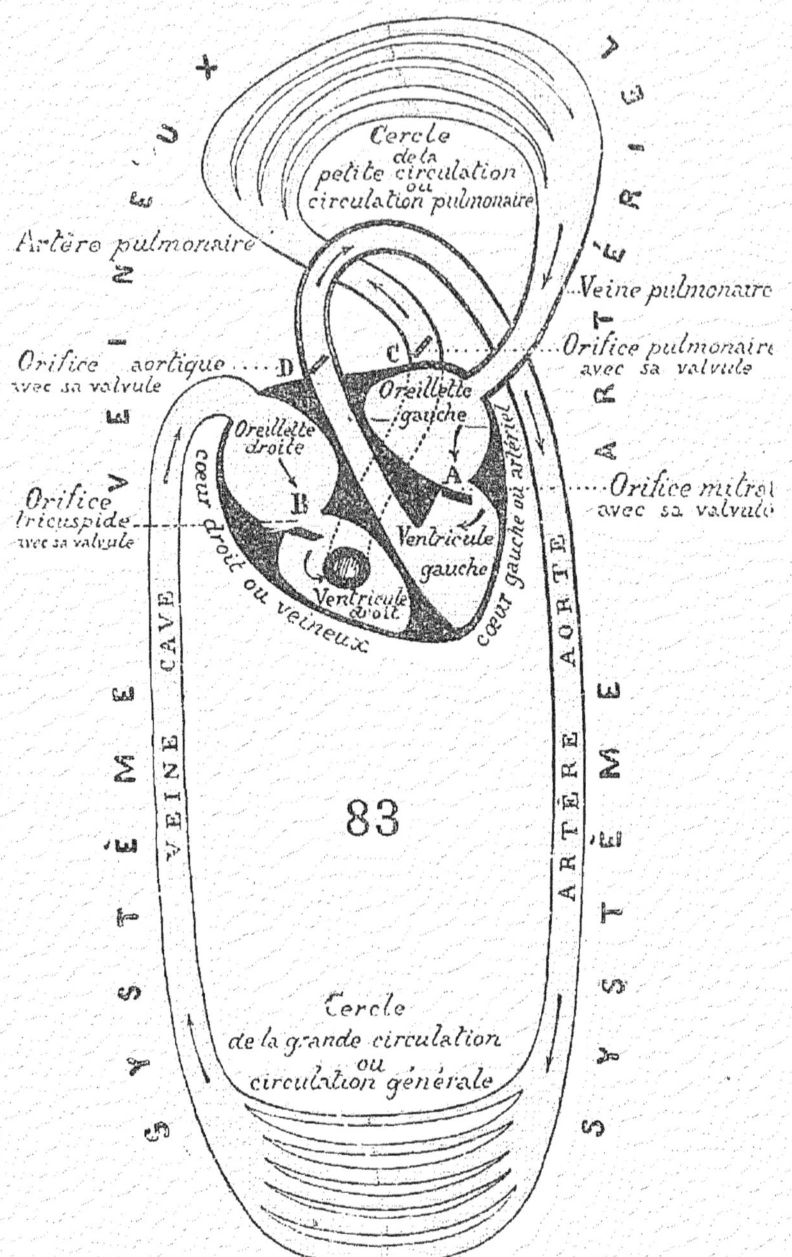

Fig. 83. — Figure théorique de l'ensemble de l'appareil circulatoire.

Allons de cette oreillette à l'aorte (fig. 83), en suivant le cours du sang : nous trouvons successivement l'orifice tricuspide B, l'orifice pulmonaire C, l'orifice mitral A et l'orifice aortique D : or, c'est précisément dans cet ordre que les lésions des orifices donnent le plus vite naissance à l'engorgement veineux généralisé (asystolie) : les lésions tricuspides sont les plus précoces à le produire : les aortiques, au contraire, celles qui tardent le plus à le déterminer.

Mais, quelle que soit la lésion primitive, l'engorgement du système veineux général produit, la symptomatologie est la même : le malade, à dater de ce moment, a de l'ascite, les jambes enflées, le foie volumineux, de l'albumine dans les urines et de l'œdème dans les poumons ; son visage est cyanosé, il tousse, respire difficilement, ne peut monter un escalier, reste assis dans son lit et présente, au grand complet, tous les signes de la *cachexie cardiaque*, de l'*asystolie*.

A l'*auscultation* l'on trouve :

1° Des claquements (des Tacs) faibles, lointains, sourds, mal frappés, qui indiquent une diminution de force, c'est-à-dire une dégénérescence du muscle cardiaque ;

2° Des souffles également faibles, profonds, peu

distincts, siégeant presque à tous les temps et à tous les orifices et montrant que la plupart de

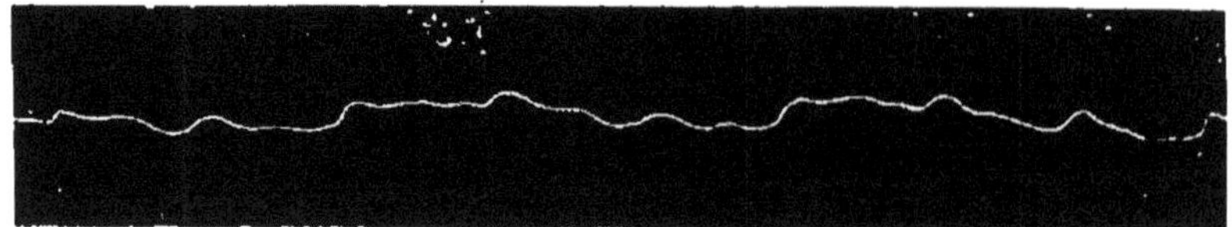

Fig. 84. — Tracé de l'asystolie.

ceux-ci ont été successivement atteints et forcés.

Le pouls est misérable, filiforme, très irrégulier, et présente ordinairement de nombreuses intermittences (fig. 84).

ARTICLE VII. — PÉRICARDITE.

La péricardite ou inflammation du péricarde (enveloppe du cœur) présente deux périodes bien distinctes.

§ 1er. — Première période. Péricardite sèche.

Le péricarde est sec, rugueux (*péricardite sèche*) et les signes physiques de la lésion (fig. 85) sont au nombre de deux :

1° *Matité cardiaque normale*, c'est-à-dire de cinq à six centimètres dans tous les sens.

2° *Bruit de frottement* à l'auscultation. Ce bruit de frottement, ou KRR, que l'on a comparé à un frôlement, au froissement d'un papier, à un râclement, à un crépitement, à un bruit de cuir neuf, selon son énergie,

A. — Diffère des bruits de souffle intracardiaques : — en ce qu'il est beaucoup plus superficiel et semble se passer immédiatement sous l'oreille ; — en ce qu'il varie selon la position que prend le malade, augmentant quand il se penche en avant, diminuant au contraire quand il se couche sur le dos ; — par son siège derrière le sternum, au niveau du troisième espace intercostal et non au

8².

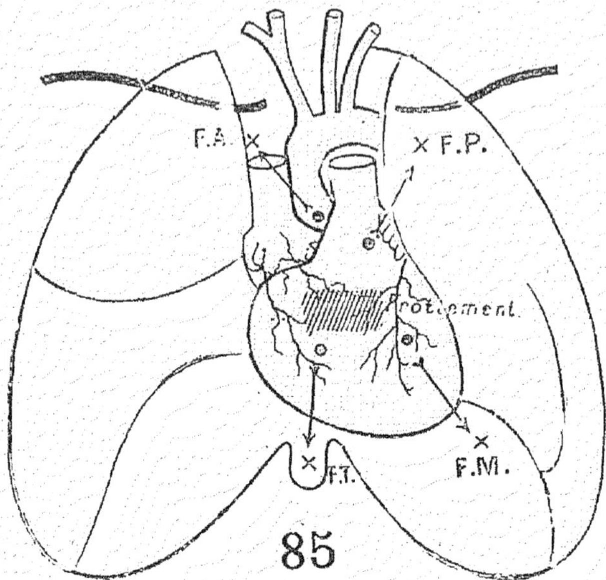

Fig. 85. — Péricardite sèche.

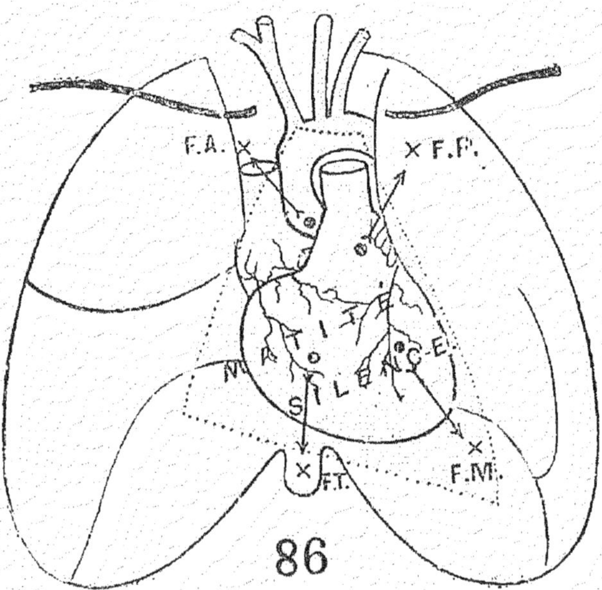

Fig. 86. — Péricardite séreuse.

niveau d'un foyer d'auscultation des orifices ; — enfin, parce qu'il ne coïncide exactement avec aucun des. temps du cœur et ne se propage jamais dans la direction des vaisseaux du cou.
— Quelquefois, reliant le premier TAC au second, le frottement donne naissance à un bruit à trois temps (TAC-Krr-TAC), sorte de *bruit de galop*, qui est caractéristique de la péricardite sèche.

B. — Le frottement péricardique se distingue du frottement pleural par son synchronisme avec les battements du cœur, tandis que le frottement pleurétique est plus lent et synchrone aux mouvements respiratoires.

§ 2. — Seconde période. Péricardite avec épanchement.

Le péricarde est le siège d'un épanchement liquide plus ou moins abondant (péricardite séreuse), et l'on a comme symptômes :

1° *Augmentation de l'étendue de la matité cardiaque*. Celle-ci tend à prendre la forme du péricarde, c'est-à-dire la forme d'un triangle (fig. 86) de dix à douze centimètres de côté, selon le degré de l'épanchement.

2° *Diminution* ou *disparition complète des bruits*. Le bruit de frottement de la première période disparaît le premier, par suite de l'interposition de la couche liquide entre les deux feuillets du péricarde ; les bruits des orifices diminuent eux aussi de bas en haut et peuvent disparaître presque complètement, si l'épanchement est trop abondant. Il peut y avoir silence complet.

Plus tard, les bruits reparaissent de haut en bas, à mesure que l'épanchement diminue et que le liquide se résorbe.

ARTICLE VIII. — ANÉVRYSME DE L'AORTE.

L'anévrysme peut siéger : — sur la crosse ; — sur l'aorte thoracique ; — sur l'aorte abdominale ; — ou être artério-veineux et faire communiquer l'aorte avec une grosse veine.

§ 1er. — Anévrysme de la crosse.

Le siège de prédilection de l'anévrysme de la crosse (fig. 87) est la partie supérieure du sternum, les deux fosses sous-claviculaires, et les trois premiers espaces intercostaux *droits* et gauches.

Les bruits auscultatifs, perçus au niveau de l'anévrysme, sont quelquefois des claquements absolument semblables à ceux du cœur : TAC-TAC, TAC-TAC. — Quelquefois, il existe un souffle au premier temps : FFFOU-TAC, FFFOU-TAC ; — quelquefois, un souffle au deuxième temps : TAC-FFFOU, TAC-FFFOU ; — parfois, enfin, ce sont deux souffles : FFFOU-FFFOU, FFFOU-FFFOU ; — tout résulte des modifications accidentelles subies par la poche anévrysmale à son intérieur et au niveau de son ou de ses orifices.

En réalité, au point de vue auscultatif, les signes précoces de l'anévrysme de la crosse sont : 1° la présence de claquements ou de souffles, de Tac ou de FFFOU, en un point où normalement il n'en doit pas exister : 2° la diminution d'intensité de ces bruits à mesure qu'on se rapproche d'un foyer normal d'auscultation, diminution d'intensité qui prouve qu'ils ne sont pas la propagation, plus ou moins affaiblie, des bruits normaux ou pathologiques du cœur, mais qu'ils sont nés sur place et ont une existence propre : 3° enfin, leur non-concordance également, quant *aux temps*, avec ces mêmes bruits cardiaques, non-concordance qui est une nouvelle preuve, probante quand elle existe, de leur complète indépendance.

La probabilité d'un anévrysme se change en certitude si, au point ausculté, on observe de la *matité* et une voussure, symptômes d'une tumeur. Dans les cas typiques, dit Jaccoud, « il semble que le malade a là un *second cœur*, qui offre réunis, quoi-

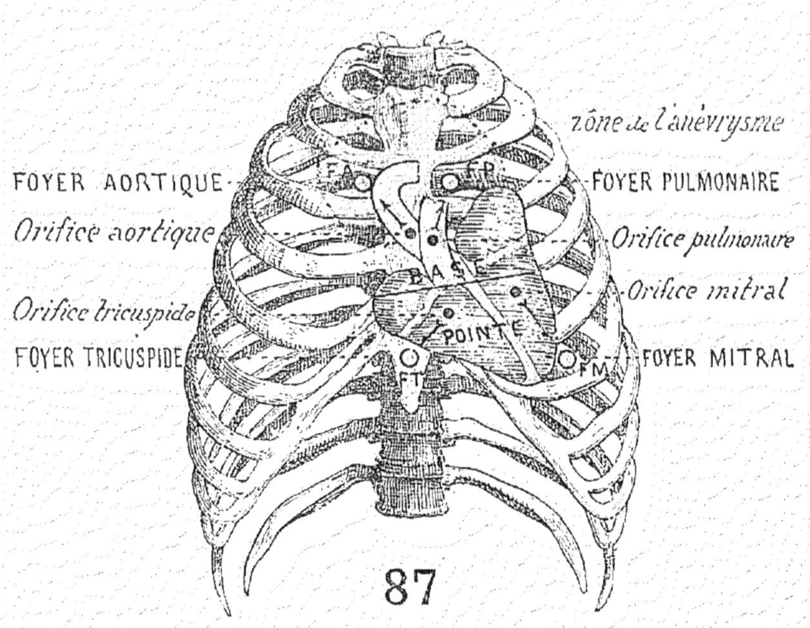

Fig. 87. — Anévrysme de la crosse.

que restreints et atténués, tous les phénomènes du premier. Il présente, en cette région, un centre de pulsations appréciables à la vue, un centre de battements sensibles à la main, un centre de claquements perceptibles à l'oreille : cet ensemble de signes est absolument caractéristique et n'appartient qu'à l'anévrysme ». Souvent, aussi, il existe quelques signes de compression, tels que du cornage, de l'altération de la voix, des accès de dyspnée, de l'inégalité des pupilles, de l'œdème uni ou bi-latéral du cou ou du membre supérieur, des névralgies cervico-brachiales, etc., toutes choses qui confirment encore le diagnostic, si jusque-là il est resté douteux.

§ 2. — Anévrysme de l'aorte thoracique.

Si l'on ausculte le dos d'un sujet sain, le long du bord gauche de la colonne vertébrale, dans la direction de l'aorte thoracique, on perçoit un double bruit, un TAC-TAC absolument semblable à celui du cœur, mais bien plus faible et qui va encore en s'atténuant de haut en bas, de façon à dégénérer, au-dessous de la douzième côte, en un bruit unique, sourd et peu distinct.

En cas d'anévrysme, on peut entendre tout le long du dos, comme pour la crosse, soit un TAC-TAC retentissant : soit FFFOU-TAC, TAC-FFFOU,

FFFOU-FFFOU; mais il faut craindre que le bruit perçu, quel qu'il soit, ne soit qu'une prolongation des bruits normaux ou pathologiques du cœur.

Pour établir que ce bruit a une existence propre, indépendante, qu'il provient bien d'un anévrysme, il faut : — a : ou bien que son intensité aille manifestement en décroissant, à mesure qu'on s'éloigne du point ausculté et qu'on se dirige du côté du cœur : — b : ou bien qu'il ne coïncide pas du tout, quant *aux temps*, avec les bruits normaux ou pathologiques perçus au niveau de ce dernier : — c : ou, enfin, que l'auscultation des deux régions (région cardiaque et région de l'anévrysme) soit complètement et absolument différente : les bruits du cœur et ceux de l'anévrysme étant alors bien distincts, le diagnostic s'impose : il est bien évident, en effet, que les bruits qui n'existent pas au cœur et qui se montrent sur l'aorte, ne peuvent être rationnellement attribués qu'à une lésion de celle-ci.

Le diagnostic d'anévrysme devient absolument certain, s'il existe en outre, au point ausculté, une matité circonscrite, de la voussure, des battements et de la diminution du murmure respiratoire ; si le malade a de la dysphagie, des névralgies intercostales, et si le pouls crural retarde sur le pouls radial et n'a plus le même tracé sphygmographique.

Nous avons trouvé que quand on introduit dans l'œsophage, comme pour le lavage de l'estomac, une sonde de Faucher munie à son extrémité libre d'un embout de stéthoscope, l'on entend infiniment mieux que par l'auscultation du dos, tous les bruits normaux ou pathologiques produits dans l'aorte thoracique, et qu'il est possible d'arriver ainsi, dans les cas douteux d'anévrysme, à une bien plus grande sûreté de diagnostic. Si, en effet, les bruits perçus aux foyers cardiaques et ceux transmis par la sonde ne se ressemblent pas ou ne sont pas aux mêmes temps, il est plus que probable que ces derniers sont engendrés par un autre organe que le cœur et qu'ils proviennent de l'aorte descendante. Celle-ci, en effet (fig. 88), qui côtoie dans tout son trajet le conduit œsophagien, est de tous les organes le plus apte à transmettre à ce conduit et ses bruits et ses battements.

§ 3. — Anévrysme de l'aorte abdominale.

A l'état normal, en auscultant l'abdomen sur le trajet de l'aorte ventrale, on entend un bruit systolique, unique, sourd, très peu marqué, de plus en plus faible à mesure qu'on ausculte plus bas, et qui ordinairement même n'est bien manifeste que

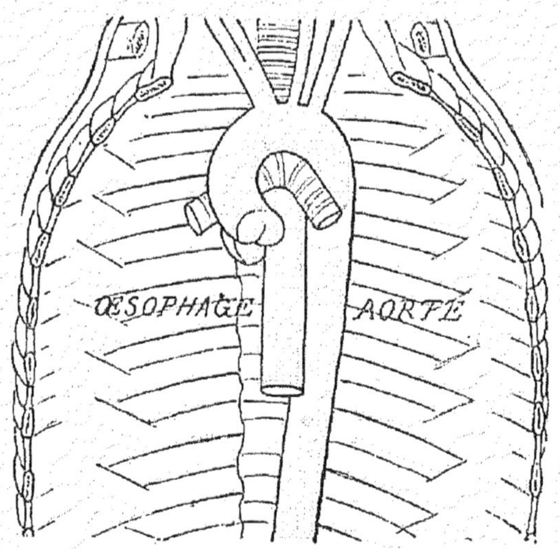

Fig. 88. — Anévrysme de l'aorte thoracique.

chez les sujets amaigris et dont la paroi abdominale se laisse facilement déprimer.

Dans l'anévrysme, ce bruit devient un souffle, plus ou moins intense et râpeux, RRROU, se produisant au moment de la systole : il n'y a jamais double souffle.

Ce bruit de râpe n'indique, d'ailleurs, un anévrysme que — s'il existe, en même temps, une tumeur animée de mouvements alternatifs d'expansion et de resserrement ; — et que si le pouls crural est manifestement plus faible et retarde sur le pouls radial.

§ 4. — Anévrysme artério-veineux.

Cet anévrysme, qui est rare, a un bruit auscultatif caractéristique et qui le fait immédiatement reconnaître : c'est une sorte de bruissement intense RRRRRRRRRRRRRRR, de bruit de scie continu, non interrompu, couvrant les deux temps, se renforçant un peu au moment de la systole et perçu indépendamment des bruits du cœur qui peuvent être naturels.

Il indique une communication de l'aorte avec un vaisseau à sang noir : la *veine cave supérieure*, si le foyer auscultatif est à droite du sternum ; l'*artère pulmonaire*, s'il est à gauche de cet os ; la *veine cave inférieure*, si le bruit est perçu dans l'abdomen.

ARTICLE IX. — CHLORO-ANÉMIE.

1° *Signes auscultatifs.* — Les chloro-anémiques *peuvent* présenter des souffles sur le trajet de tous leurs vaisseaux : ordinairement, cependant, les souffles ne se montrent qu'au cou, au foyer aortique et au foyer mitral.

A. — *Souffle au cou.* — Si, chez un sujet sain, on place un stéthoscope sur le trajet de la jugulaire interne, au niveau du creux sus-claviculaire droit, en ayant soin de n'exercer aucune pression, on perçoit une sorte de bourdonnement faible, continu, uniforme, sans saccades ni intermittences et qui rappelle assez bien le bruit sourd et confus qu'on entend quand on applique, à son oreille, l'orifice d'un gros coquillage (Laënnec) : OUOUOUOU..., c'est ce qu'on nomme le *murmure continu simple.*

Dans la chloro-anémie, ce qu'on ne voit dans aucune autre maladie, ce bruit devient beaucoup plus fort, plus intense, *hurle*, se renforce considérablement à chaque systole et peut revêtir trois intonations différentes :

— La plupart du temps, c'est le fort bourdonnement d'une abeille ou d'un moustique (*bruit de rouet*).

— Quelquefois, c'est le ronflement sonore, aigu, retentissant, d'une toupie creuse, animée d'un mouvement rapide (*bruit* de diable).

— Plus rarement, enfin, on perçoit un son musical, sorte de bruit assez régulièrement modulé, roulant sur deux ou trois notes monotones, rappelant, d'après Laënnec, les sons de la guimbarde et qui est tellement caractéristique qu'on le devine la première fois qu'il frappe l'oreille (*bruit musical*).

Tous ces bruits ont pour caractères communs : — d'être très variables et de subir, chez la même personne, au cours d'une même exploration, les modifications les plus inattendues ; — de cesser aussitôt qu'on comprime les veines au-dessus du stéthoscope ; — de donner, à la palpation, la sensation d'une sorte de frémissement vibratoire assez énergique ; — enfin, de s'accompagner d'un mouvement rythmé, d'une sorte de *danse des jugulaires*, qui ne se voit pas à l'état normal et qui, cependant, est très sensible à la vue dans la chloro-anémie.

B. — *Souffle du foyer aortique.* — Il se produit au premier temps (1er TAC), comme celui du rétrécissement aortique, et se prolonge, comme lui, le long des carotides : on entend FFFou-TAC, FFFou-TAC.

Les caractères distinctifs des deux souffles, — anémiques et organiques. — sont les suivants :

— Le souffle anémique est bref, doux, moelleux, quelquefois musical, mais constamment d'un timbre agréable : FFFOU. — Le souffle organique est souvent traînant, dur, rugueux, râpeux et pénible à l'oreille : KKKRR.

— Le souffle anémique est très mobile, changeant et se modifie dans le cours d'une même exploration ; — le souffle organique est stable, constant et toujours semblable à lui-même.

— Dans la chloro-anémie le cœur est petit : « les chloro-anémiques n'ont pas de cœur » (Duroziez) ; — dans le rétrécissement, le cœur est fortement hypertrophié et la pointe, abaissée et portée à gauche, est animée de battements énergiques.

C. — *Souffle au foyer mitral.* — Le souffle mitral anémique est intense, ronflant, traînant (FFFFou-TT) et, comme celui de l'insuffisance mitrale, existe au premier temps.

Pour distinguer les deux souffles l'un de l'autre, il faut :

— a : *Examiner l'état du* 2e *TAC*, qui reste net, pur, intact, bien frappé dans l'anémie, FFFou-TAC : et, au contraire, altéré et comme enroué dans l'insuffisance (FFFFOU-TAN).

— b : *Porter l'oreille vers l'aisselle gauche.* — Dans l'anémie, le 1er TAC reparaît absolument net et débarrassé du souffle qui ne se prolonge pas dans cette direction ; — dans l'insuffisance, le souffle persiste à se faire entendre et à annuler complètement le 1er TAC.

— c : *Se porter aux vaisseaux du cou.* — On perçoit les bruits, indiqués plus haut, dans la chlorose ; on n'entend que le *murmure continu normal* OUOUOUOU...., dans l'insuffisance.

2° *Symptômes cliniques.* — Les chlorotiques ont le visage blême, les muqueuses pâles et décolorées, une teinte de *cire*, toutes choses dues à une diminution, chez elles, des globules rouges et de l'oxyhémoglobine du sang. L'hémato-spectroscope d'Hénocque qui, par la simple inspection de la muqueuse de la lèvre, indique immédiatement la richesse du sang en oxyhémoglobine, permet non seulement de diagnostiquer sûrement la chlorose, mais en donne encore, en quelques instants, la mesure exacte. C'est un instrument peu encombrant, — un simple tube de 9 centimètres de long, — qui, en raison des services qu'il pourrait rendre, mériterait d'être introduit dans les usages de la clinique.

ARTICLE X. — AUTRES MALADIES DU CŒUR, MOINS IMPORTANTES AU POINT DE VUE DE L'AUSCULTATION.

— Nous les étudierons successivement, par ordre alphabétique.

§ 1. — Angine de poitrine.

L'angine pure, essentielle, n'a pas d'auscultation et les bruits cardiaques peuvent être trouvés normaux dans les cas les plus graves.

L'angine n'est accompagnée de souffles que quand elle coexiste, — ce qui est fréquent, — avec une autre maladie du cœur (insuffisance, rétrécissement, athérome, rétrécissement des artères coronaires, anévrysme, etc.); mais alors les signes auscultatifs perçus doivent être attribués à ces dernières lésions, non à l'angine.

§ 2. — Artério-sclérose, néphrite interstitielle.

On entend :

— Au foyer mitral, un triple bruit très important à retenir (le PA-TA-TI de Bouillaud), composé de deux brèves et une longue et auquel on a donné le nom de *bruit de galop* (voir p. 103).

— Au foyer aortique TAN-TAAN, TAN-TAAN, comme dans l'athérome (p. 153). et, à mesure que les lésions aortiques sont plus anciennes, le second bruit, le TAAN devient de plus en plus métallique : « paraissant résonner au début dans une aorte de parchemin, il semble plus tard qu'il a lieu dans une aorte de carton et, à la fin, on dirait qu'il se fait entendre dans une aorte de tôle » (Peter).

— Dans une phase plus avancée de la maladie, il se produit de l'insuffisance aortique et mitrale,

caractérisée chacune par un souffle à temps différents. Or, ces deux souffles ordinairement intenses
se joignent bientôt, s'entremêlent, s'unifient et
l'on finit par entendre, sur toute la région du
cœur, un souffle unique, sans foyer précis, masquant les deux temps, que Duroziez regarde
comme caractéristique de l'artério-sclérose et qu'il
traduit par l'onomatopée PAFOUTT, PA-
FOUTT.....

<h3 align="center">§ 3. — Athérome.</h3>

Pur et non compliqué de lésion d'orifice, l'athérome est caractérisé par la présence, au foyer
aortique, de deux claquements sonores et retentissants, surtout le second : on entend TAN-TAAN,

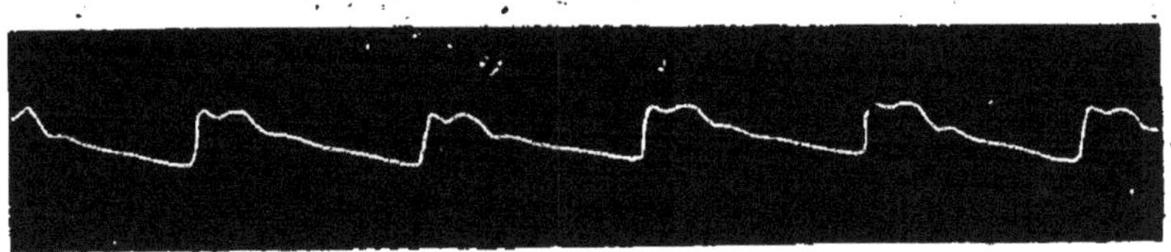

Fig. 89. — Tracé de l'athérome.

TAN-TAAN, ce qui est un très bon signe de diagnostic. Le pouls de l'athérome est *typique* : il est
dur, osseux, brusque et caractérisé par la présence
d'un plateau presque horizontal, quelquefois
ondulé, qui remplace le sommet aigu de la pulsation physiologique.

9.

§ 4. — Communication congénitale des deux cœurs.

— Elle est caractérisée par un bruissement énorme, intense, continu, qui a son maximum vers la base du cœur, sous le sternum, rayonne de là dans toute la poitrine, couvre et masque complètement le TAC-TAC normal et se fait entendre jusque dans le dos. — Cette lésion, quand elle n'est pas accompagnée de cyanose, est compatible avec la vie et on a été étonné de la rencontrer chez des sujets bien portants et qui ne semblaient pas en souffrir.

§ 5. — Déplacements du cœur.

— Quand le cœur est déplacé (comme cela arrive, par exemple, dans un épanchement pleurétique gauche), le siège absolu des divers foyers d'auscultation est modifié, mais le siège relatif de chacun ne change guère, ce qui permet de distinguer facilement ces foyers les uns des autres.

§ 6. — Embolies du cœur.

— A. Les embolies des cavités droites et gauches donnent lieu à tous les signes d'une syncope ordinaire, laquelle peut être mortelle, en quelques instants, si le cœur ne se débarrasse pas de son contenu. L'auscultation révèle simplement l'embarras, puis l'arrêt des battements. — B. Si l'embolie est lancée par le cœur droit, dans l'artère pulmonaire, il se manifeste immédiatement une dyspnée brusque, intense, épouvantable, que rien n'explique et habituellement sans aucun signe auscultatif immédiat ni du côté du cœur, ni du côté des poumons. — C. Enfin, si le caillot est lancé par le cœur gauche, dans l'aorte, on voit se produire, selon le lieu où il s'arrète, une attaque d'apoplexie, de l'aphasie, une paralysie, ou bien, dans un organe sain, apparaître brusquement une douleur violente et inexpliquée.

[§ 7. — **Endocardite.**

Qu'elle survienne dans le cours d'un rhumatisme ou d'une fièvre grave, qu'elle soit simple ou ulcéreuse, elle se caractérise toujours par l'épaississement des valvules qui alors, remplissant mal leurs fonctions, déterminent des lésions passagères des orifices : insuffisance, rétrécissement ou les deux réunies.

Dans une première période, les bruits de TAC-TAC sont modifiés, comme la voix dans la laryngite, et deviennent rauques, enroués, ronflants.

Plus tard, il se produit des souffles, qui, par leur brusque apparition et disparition, leurs alternatives de force ou de faiblesse, leurs change-

ments fréquents de temps, se distinguent facilement des souffles fixes et permanents d'une lésion
organique incurable.

Plus tard encore, l'épaississement des valvules
disparaissant, les souffles se modifient, s'atténuent
et finissent même par disparaître complètement si
la lésion arrive à entière guérison. Ils persistent,
au contraire, si l'endocardite passe à l'état chronique.

§ 8. — Goître exophtalmique.

— Le cœur hypertrophié a des battements d'une
extrême violence et qui peuvent aller jusqu'à 170
à la minute.

Un souffle général s'entend sur toute la région
cardiaque, à la pointe comme à la base, comme si
tous les orifices étaient lésés en même temps.

Les artères et les veines du cou et de la tête
battent violemment.

Le corps thyroïde lui-même présente des souffles et de forts battements : quand on l'ausculte,
on croit avoir le cœur sous l'oreille.

§ 9. — Hydro-pneumo-péricarde.

— A l'auscultation, *bruit de moulin*, c'est-à-dire,
sorte de clapotement rhythmique, donnant bien
l'idée d'un liquide battu par les palettes d'une
roue : PLIK-PLAK, PLIK-PLAK.

§ 10. — **Hypertrophie**.

— Elle rend seulement les bruits du cœur (les TAC-TAC) plus forts et plus sonores. — Les souffles, s'il y en a, se rattachent aux lésions des orifices, qui peuvent exister en même temps.

§ 11. — **Palpitations de cœur**.

Pendant les accès, on peut entendre toute sorte de souffles, par suite d'insuffisances passagères résultant d'une mauvaise contraction des muscles tenseurs des valvules.

Dans les intervalles des paroxysmes, il n'y a de souffles qu'en cas de lésions organiques concomitantes.

§ 12. — **Rétrécissement des artères coronaires**.

— Dans quelques cas, suivis d'autopsie, on aurait constaté bien nettement l'affaiblissement du 1er TAC au foyer aortique : ta-TAC. ta-TAC. En clinique, l'affaiblissement du premier bruit est toujours considéré comme d'un pronostic sérieux.

TROISIÈME PARTIE

AUSCULTATION DES AUTRES ORGANES

Nous procéderons de haut en bas du corps, en commençant par la tête.

ARTICLE. Ier. — AUSCULTATION DE LA TÊTE.

§ 1. — Fontanelle antérieure chez les jeunes enfants.

A l'*état normal*, aucun bruit au niveau de cette fontanelle.

A l'état pathologique, quelquefois un bruit de *souffle* (*souffle céphalique*), doux, profond, systolique. On entend : FFFFou, FFFFou, FFFFou, chaque FFFFou correspondant à une pulsation du cœur.

Ce souffle est considéré comme un signe d'*hydrocéphalie*, d'*anémie* ou de *rachitisme*.

§ 2. — Cavité de l'oreille.

Quand on ausculte une oreille saine, avec un stéthoscope en caoutchouc, dont une extrémité est

introduité dans le conduit auditif du sujet en expérience et l'autre dans celui du médecin, et
qu'en même temps on fait arriver de l'air dans
la trompe d'Eustache (en faisant faire au sujet un
effort d'expiration, son nez et sa bouche étant
fermés), on entend toujours un *souffle* doux, spécial, difficile à traduire et qu'on a comparé à un
bruit de pluie.

Or, ce souffle — disparaît, si la trompe est obs-
truée ; — devient sifflant (PSSS), si elle est rétré-
cie ; — se transforme en râles muqueux (GLGLGL),
si elle contient des liquides ; — prend un timbre
aigu de sifflet (PIIOU), s'il y a perforation du tym-
pan ; — et se convertit en un gargouillement
(Glou-glou), si la caisse est remplie de pus ou de
mucosités.

§ 3. — Apophyse mastoïde.

A l'*état normal*, même souffle que pour l'o-
reille : — à l'*état pathologique*, toujours absence
complète de ce souffle. (C'est très contesté par les
spécialistes.)

Article II. — Auscultation du cou.

§ 1. — Larynx.

A l'*état normal*, murmure respiratoire à timbre
creux et caverneux : OUOUOU-OU, OUOUOU-OU.

A l'*état pathologique*, ce murmure devient rude, râpeux, *enroué*, dans les laryngites aiguës et chroniques ;

Sifflant, dans le spasme de la glotte, la coqueluche, la laryngite striduleuse ;

Ronflant (un vrai ronflement RRROU-ROU), dans l'œdème de la glotte ;

Prend un timbre spécial difficile à traduire (*bruit de cornage*), quand le larynx ou la trachée sont comprimés par un anévrysme ou une tumeur ;

S'entremêle d'un *bruit de drapeau ou de soupape* (FL-FL), dans le croup accompagné de fausses-membranes flottantes ;

Fait entendre parfois un *bruit de grelot*, donnant l'impression d'un corps oscillant et ballottant, dans les cas de corps étrangers mobiles dans la trachée ;

Est masqué quelquefois par un gros râle muqueux (GLGLGL-GL), lorsque le tube laryngo-trachéal est encombré de mucosités (râles de l'agonie);

Enfin, peut être fortement diminué et affaibli, s'il existe un obstacle sérieux au passage de l'air dans les premières voies (croup, œdème glottique, . etc.); l'inspiration devient alors tirée, anxieuse et l'auscultation pulmonaire révèle l'affaiblissement ou la disparition dans le poumon du murmure respiratoire normal.

§ 2. — Corps thyroïde.

Muet à l'état normal, il fait entendre, dans le goître exophtalmique, un bruit de souffle souvent très intense : on croirait avoir le cœur sous l'oreille.

§ 3. — Artères carotides.

Placer le stéthoscope entre les deux faisceaux inférieurs du sterno-cléido-mastoïdien.

A l'*état normal*, on entend le TAC-TAC du cœur atténué, surtout dans le premier TAC qui est à peine sensible : ta-TAC, ta-TAC.

A l'*état pathologique*, on perçoit tous les bruits de souffle qui se produisent au niveau de l'orifice aortique : — le FFFFou-TAC du rétrécissement et de la chloro-anémie ; — le TAC-FFFFou de l'in-suffisance ; — le FFFFou-FFFFou de l'insuffi-sance et du rétrécissement réunis.

§ 4. — Veines jugulaires.

Ausculter dans la fosse sus-claviculaire droite, le cou légèrement tendu.

A l'*état normal*, *murmure* continu simple : OUOUOUOUOU... — *Dans la chloro-anémie*, *bruit de rouet*, *bruit de diable*, ou *bruit musical* (voir p. 148).

ARTICLE III. — AUSCULTATION DES POUMONS (SIGNES STÉTHOSCOPIQUES RARES).

Nous donnerons ici, par ordre alphabétique, la nomenclature de certains bruits dont nous n'avons pas voulu, en raison de leur moindre importance, embarrasser notre première partie.

§ 1. — Bruit d'airain.

Bruit métallique, qu'on entend en auscultant un *pneumo-thorax*, pendant qu'un aide percute la région opposée avec deux pièces de monnaie frappant l'une sur l'autre. Ce bruit n'est pas constant et, dans un cas donné, est loin de présenter toujours le même caractère.

§ 2. — Bruit skodique.

Sorte de tympanisme, à tonalité variable, qui, dans les pleurésies, existe sous la clavicule du côté malade. Signe d'épanchement pleurétique, il ne donne aucun indice, ni sur le volume de l'épanchement, ni sur la nature du liquide, ni sur l'état des poumons.

§ 3. — Pectoriloquie aphone.

Si, dans l'épanchement pleurétique, l'on fait compter le malade en l'auscultant, on ne perçoit, *du côté sain*, qu'un bourdonnement indistinct, tandis que, *du côté malade*, on obtient une transmission extrêmement nette et bien articulée de chaque syllabe : c'est ce qu'on nomme la *pectoriloquie aphone* de Bacceli; signe, d'après cet auteur, d'un épanchement récent, non cloisonné, avec poumon peu altéré dans sa texture.

§ 4. — Râles de déplissement.

Faites mettre sur son séant, pour l'ausculter, un sujet sain qui est resté longtemps couché, vous entendez, aux deux bases en arrière, dans les deux ou trois inspirations qui suivent le changement de position, des râles crépitants (KKKRR-U, KKKRR-U), qui s'éteignent tout de suite pour faire place au murmure respiratoire normal UUU-U, UUU-U. Ces râles sont appelés *râles de déplissement* (Brouardel), parce qu'ils semblent provenir de cellules pulmonaires saines, mais qui, légèrement comprimées et aplaties, se dilatent brusquement sous l'influence d'inspirations plus profondes.

§ 5. — Respiration faible discordante.

Dans quelques cas d'adhérences des parois thoraciques aux poumons, la faiblesse du murmure respiratoire UUU-U, contraste, d'une manière frappante, avec l'ampleur des mouvements respiratoires. Cette disproportion, entre l'étendue des mouvements thoraciques et la faiblesse du murmure perçu, est désignée par Grancher sous le nom de : « respiration faible discordante ».

§ 6. — Respiration forte, puérile ou supplémentaire.

Le murmure respiratoire normal UUU-U, tout en restant doux et moelleux, est d'une intensité plus grande qu'à l'ordinaire : UUUUU-UU. C'est signe que le point ausculté respire davantage que d'habitude, suppléant ainsi à l'inaction de parties éloignées, atteintes d'une lésion quelconque (foyer pneumonique, compression par épanchement pleurétique, etc.). La respiration forte est donc l'indice d'une maladie pulmonaire, mais n'en précise ni le siège, ni la nature.

§ 7. — Respiration pulsatile de Thorburn.

Quand une lame de poumon est interposée entre le cœur et la paroi thoracique, l'air, qu'elle contient, est refoulé à chaque systole et aspiré, au contraire, à chaque recul du cœur : il en résulte une sorte de respiration, avec ses deux temps, mais beaucoup plus courte que la respiration ordinaire. Elle diffère de celle-ci, en ce qu'elle est synchrone aux battements du cœur et se distingue des bruits cardiaques eux-mêmes, en ce qu'elle cesse rapidemement de se faire entendre, si le malade retient sa respiration.

§ 8. — Respiration rude.

C'est le souffle tubaire au premier degré : le murmure respiratoire est un peu plus rude, plus râpeux, plus sec qu'à l'ordinaire : question de nuance.

§ 9. — Respiration soufflante.

Quelquefois, le murmure respiratoire est plus soufflant que d'habitude, sans être encore le souffle proprement dit ; il n'est plus UUU-U et pas encore FFFUUU-EUEU : c'est la *respiration souf-flante* de quelques auteurs : question encore de nuance et de subtilité auscultative.

§ 10. — Respiration saccadée.

L'inspiration, au lieu de se faire en un seul temps, UUU, se fait en deux ou trois temps et par saccades : le murmure respiratoire devient U-U-U—U. Regardée longtemps comme un signe de tuberculose, quand elle siège au sommet, la respiration saccadée a perdu beaucoup de son importance depuis que Potain a démontré qu'elle est souvent due aux secousses rhythmiques que le cœur communique à la portion des poumons qui lui est contiguë.

§ 11. — Respiration de Cheyne-Stokes

L'auscultation est normale, mais le rythme respiratoire est changé. A un repos complet de la poitrine, succèdent des respirations, d'abord faibles, puis de plus en plus fortes et rapides. Après quelques inspirations très profondes, les respirations commencent à se ralentir, à s'affaiblir, pour cesser tout à fait pendant un tiers ou une demi-minute, jusqu'au moment où se produit une nouvelle série de mouvements respiratoires reproduisant identiquement la série précédente. La respiration de Cheyne-Stokes provient d'un trouble nerveux et se rencontre surtout dans l'*urémie*.

ARTICLE IV. — AUSCULTATION DU CŒUR
(QUELQUES SIGNES AUSCULTATIFS PEU IMPORTANTS).

Nous étudions ici quelques symptômes des maladies de cœur que, par esprit de simplification, nous n'avons pas voulu insérer dans notre 2me partie.

§ 1er. — Dédoublement physiologique des claquements.

Potain a démontré qu'à l'état normal, il se produit, chez le cinquième des sujets, des dédoublements des claquements (des TAC-TAC), sous l'influence de l'inspiration et de l'expiration, la respiration agissant en faisant varier la pression dans les veines ou les artères et donnant lieu à un défaut de synchronisme dans la fermeture des valvules homologues du cœur droit et celles du cœur gauche.

Ces dédoublements physiologiques se distinguent des dédoublements pathologiques (voir page 101) :

— En ce qu'ils se manifestent à certains battements et manquent complètement à d'autres.

— En ce qu'ils ont une relation intime avec les mouvements respiratoires, le dédoublement du 1er bruit coïncidant avec le début de l'inspiration; celui du 2me bruit avec le début de l'expiration ;

— Enfin, en ce qu'ils se modifient ou cessent de se produire dès qu'on invite le malade à retenir sa respiration.

§ 2. — Frémissement cataire.

L'application de la main sur un point de la poitrine où l'on entend un souffle intense, fait ordinairement percevoir une sorte de frémissement plus ou moins accentué des parois thoraciques à ce niveau : c'est le *frémissement cataire*, le *Thrill* des Anglais.

§ 3. — Râles pulsatiles.

Râles sous-crépitants GLGLGL-GL, produits

quelquefois par les battements du cœur sur les radicules des bronches remplies de mucosités : ils sont synchrones aux pulsations cardiaques.

§ 4. — Souffles extra-cardiaques de Potain.

Bruits pleuraux et pulmonaires produits, chez quelques sujets, par les mouvements du cœur et qui se distinguent des souffles intra-cardiaques *en ce qu'ils cessent dès que le malade retient sa respiration.*

Ces bruits respiratoires, rythmés par les battements du cœur, sont plus fréquents chez les anémiques que chez les autres malades.

§ 5. — Souffles pré-systoliques et post-diastoliques.

Quelques auteurs distinguent les souffles cardiaques en :

— Pré-systoliques, avant le 1er TAC ;

— Systoliques, au 1er TAC ;

— Systo-diastoliques, entre le 1er et le 2me TAC ;

— Diastoliques, au 2me TAC ;

— Et post-diastoliques, après le 2me TAC.

Or, le TAC-TAC du cœur est si court, — il ne dure pas une seconde, — qu'il faut une subtilité de l'ouïe... peu ordinaire, pour pouvoir le diviser en 5 périodes distinctes et prétendre attribuer équitablement la part exacte qui, dans les bruits perçus, revient à chaque période !

ARTICLE V. — AUSCULTATION DE L'ABDOMEN.

§ 1. — Péritoine.

Bruit de frottement, de raclement et même de cuir neuf, dans quelques cas de péritonite aiguë ou chronique.

§ 2. — Estomac.

Bruit de glouglou très variable et quelquefois bruit de fluctuation, quand on imprime quelques secousses à l'abdomen. Bouchard a montré que la dilatation de l'estomac a pour signe *pathognomonique* un bruit de *clapotement* KLA-KLAK perçu, au milieu d'une ligne allant de l'ombilic au rebord costal inférieur gauche, quand on percute légèrement cette région chez un sujet à jeun et auquel on a fait ingérer un demi-verre d'eau.

§ 3. — Intestin.

Gargouillements; borborygmes ; bruit de flot quelquefois, quand il existe une grande quantité de liquide dans l'intestin.

§ 4. — Foie.

Un frémissement particulier, dans les kystes hydatiques ; — un bruit de glou-glou et de souffle caverneux (OUOUOU-OU), dans les cas, très rares d'ailleurs, d'abcès du foie ouverts dans le poumon.

§ 5. — Vésicule du fiel.

Quelquefois, bruit de collision des calculs, sous l'influence d'une pression un peu forte du stéthoscope.

§ 6. — Rate.

Dans quelques cas d'engorgement de la rate, on a trouvé un souffle systolique, qu'on a attribué à l'artère splénique.

§ 7. — Reins.

On a perçu quelquefois un bruit de collision de calculs existant dans le bassinet.

§ 8. — Vessie.

En adaptant un stéthoscope à l'extrémité libre d'une sonde métallique, introduite dans la vessie, on entend très bien les chocs de la sonde contre les calculs : c'est une sorte de bruit de lime sur un corps dur.

§ 9. — Utérus et ovaires.

On ne perçoit que des bruits de souffles, qui semblent provenir des gros vaisseaux placés derrière ces organes, quand ceux-ci sont fortement augmentés de volume par des tumeurs développées dans leur intérieur.

§ 10. — **Vaisseaux de la paroi abdominale**.

Ils accusent un *murmure continu* et un *fremissement* sensible à la main, quand ils sont très dilatés, comme cela s'observe dans quelques cas de cirrhose.

ARTICLE. VI. — AUSCULTATION OBSTÉTRICALE.

Dans la *seconde moitié* de la grossesse, on entend, par l'auscultation abdominale, deux bruits bien distincts, dont l'un se lie à la circulation de la mère (*souffle utérin*), et l'autre aux battements du cœur du fœtus (*bruit du cœur fœtal*).

§ 1. — **Souffle utérin**.

Le souffle utérin, qui se montre d'ordinaire vers le quatrième mois, est un souffle doux, d'un timbre variable, et *synchrone au pouls de la mère*.

Entendu le plus ordinairement au bas de l'abdomen, vers les régions inguinales, dans une étendue de 8 à 10 centimètres carrés, il peut se déplacer, disparaître momentanément et se reproduire ensuite sans aucune règle fixe : sa pathogénie d'ailleurs est très contestée.

Son existence est un signe extrêmement probable de grossesse, mais son absence ne suffit pas pour exclure l'idée de la gestation.

§ 2. — **Bruit du cœur fœtal.**

Le bruit du cœur fœtal, sensible aussi à partir du quatrième mois, ressemble aux battements d'une montre qu'on aurait enveloppée dans un mouchoir replié plusieurs fois sur lui-même. C'est un tic-tac qui se répète de 120 à 150 fois par minute et qui est *beaucoup plus précipité*, par conséquent, que les battements du pouls de la mère.

Ce bruit est extrêmement important, au point de vue pratique.

1° D'abord, comme rien, dans l'abdomen d'une adulte bien portante, ne peut donner une sensation auditive semblable, on est sûr, lorsque ce signe existe, que l'on est en face d'une grossesse.

2° Sa perception très manifeste, en deux points éloignés l'un de l'autre, fait penser à une grossesse double, et il y a certitude, si le nombre des battements est sensiblement différent aux deux points auscultés.

3° La netteté, la force et la régularité des bruits annoncent que le fœtus est bien portant ; leur affaiblissement et leur intermittence révèlent qu'il est dans un état de souffrance ; enfin, la cessation complète du bruit est le signe que l'enfant est mort.

4° Le siège du maximum d'intensité du bruit

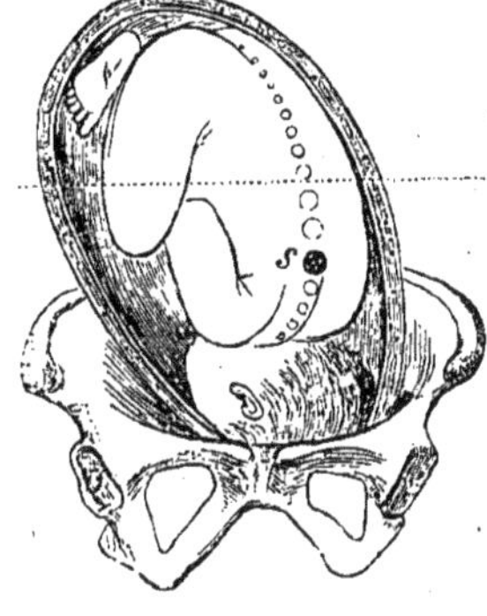

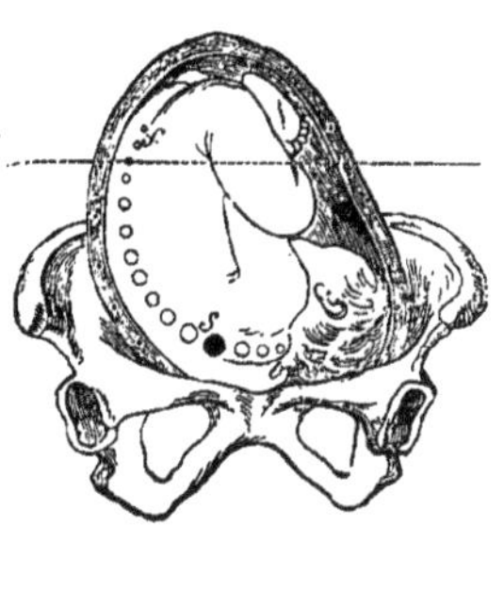

Fig. 90.   Fig. 91.   Fig. 92.

Présentation du siège.   Présentation de la tête.   Présentation de l'épaule.

(Figures extraites du *Guide de l'accoucheur et de la sage-femme*, par L. Pénard et G. Abelin.)

(*foyer d'auscultation*) indique exactement la position du fœtus dans l'intérieur de la matrice et la manière dont il se présentera aux passages, au moment de l'accouchement.

— Un foyer au-dessus de l'ombilic (fig. 90) annonce une présentation du siège ;

— Un foyer immédiatement au-dessous de l'ombilic (fig. 91), une présentation de la tête (crâne ou face) ;

— Un foyer un peu au-dessus du pubis (fig. 92), une présentation de l'épaule ;

— Enfin, le siège du foyer, à droite ou à gauche de la ligne médiane, indique une variété droite ou gauche de la présentation (variétés droites, dans les figures 90 et 91 ; variété gauche, dans la figure 92).

ARTICLE VII. — AUSCULTATION DES MEMBRES.

§ 1. — Corps étrangers des parties molles.

Si l'on introduit, dans une plaie ou un trajet fistuleux, une sonde armée à son extrémité libre d'un embout de stéthoscope, on distingue très facilement le choc de la sonde contre une balle, une pointe d'acier, un éclat d'obus et, avec un peu d'habitude, il est très facile, au bruit perçu, de distinguer les corps étrangers les uns des autres.

§ 2. — Craquements des articulations.

On entend les craquements, produits par les extrémités articulaires érodées, dans les arthrites chroniques.

§ 3. — Anévrysme des grosses artères.

Le stéthoscope transmet, tantôt un *battement simple*, un TAC ; tantôt un *bruit de souffle ou de râpe*, FFFOU ou KKRRR ; tantôt enfin, une sorte de *bruissement* particulier continu : rrrrrrrr..... Ce sont souvent des signes de grande valeur dans les cas de diagnostic douteux.

§ 4. — Fracture des os.

La crépitation, transmise à l'oreille par le stéthoscope, est bien plus intense et manifeste que celle que l'on obtient simplement par les mouvements communiqués aux membres.

§ 5. — Bourdonnement des extrémités (dynamoscopie).

Quand on introduit, dans son oreille, l'extrémité du doigt d'un sujet sain, on entend un bourdonnement sourd, continu, entremêlé de petits pétillements. Collongues a fait voir que ce bruit, perçu au niveau des doigts, devient plus fort au début des maladies fébriles, plus faible dans le cours des maladies chroniques, qu'il disparaît sur les membres paralysés et cesse d'être perçu 5 ou 6 heures avant la mort. L'auscultation de la région du cœur, au moyen du dynamoscope de cet auteur, démontre qu'un semblable bruit y existe constamment à l'état normal et ne disparaît de cette région que 12 à 15 heures après le décès : sa disparition serait un signe certain de mort réelle.

QUATRIÈME PARTIE

RÉSUMÉ GÉNÉRAL

I. — AUSCULTATION DES POUMONS.

A. — **Maladies à sonorité thoracique normale.**

RHUME. — Inflammation des grosses bronches.

Période de congestion.	*Période de sécrétion.*
— Gros râles secs peu nombreux (ronflements), vers la partie moyenne des poumons : RRROOU, RRROOU.	— Quelques gros râles muqueux vers la partie moyenne des poumons : GLGLGL-GL.
— Toux sèche ; pas de fièvre.	— Toux grasse ; pas de fièvre.

BRONCHITE AIGUË. — Inflammation des moyennes bronches.

Période de congestion.	*Période de sécrétion.*
— Râles secs, ronflants et sibilants, peu nombreux, mais répandus dans toute la poitrine : RRROOU, PIIII.	— Râles muqueux moyens disséminés, avec prédominance aux bases : GLGLGL-GL.
— Toux sèche ; fièvre modérée.	— Toux grasse ; fièvre modérée.

BRONCHITE CAPILLAIRE. — Inflammation des petites bronches.

Période de congestion.	*Période de sécrétion.*
— Râles secs, très fins et très nombreux, occupant toute la poitrine et donnant lieu à une sorte de gazouillement général caractéristique : PIIII, PIOU, PSSII, RRROOU.	— Râles muqueux, fins, disséminés dans les deux poumons, mais avec grande prédominance vers les bases : glglgl-gl, glglglgl.
— *Dyspnée :* fièvre forte.	— *Dyspnée :* fièvre forte.

BRONCHITE CHRONIQUE. — Inflammation chronique des moyennes bronches.

Variété catarrhe sec.	*Variété catarrhe humide.*
— Mêmes signes auscultatifs absolument que la bronchite aiguë à sa période de congestion : Râles secs, peu nombreux, entendus dans toute la poitrine : RRROOU, PIIII.	— Mêmes signes auscultatifs que la bronchite aiguë à sa période de sécrétion : Râles muqueux moyens disséminés, plus nombreux vers les bases : GLGLGL-GL.
— Pas de fièvre : chronicité.	— Pas de fièvre : chronicité.

DILATATION DES BRONCHES, toujours accompagnée d'un peu de catarrhe.

Lorsqu'elle existe avec le catarrhe sec, on a :	Lorsqu'elle existe avec le catarrhe humide, on a :
— 1° Les mêmes signes auscultatifs que pour celui-ci : râles secs disséminés : PIIII, RRROU.	— 1° Les mêmes signes auscultatifs, aussi, que pour celui-ci : râles muqueux disséminés : GLGLGL-GL.
— 2° En plus, en un point de la poitrine (presque jamais au sommet), les signes d'une caverne sèche : souffle caverneux : OUOUOU-OU et voix caverneuse ou de ventriloque.	— 2° En un point, les signes d'une caverne remplie de mucosités : souffle caverneux : OUOUOU-OU ; voix caverneuse ou de ventriloque ; gargouillement (GLOU-GLOU).

COQUELUCHE. — INFLAMMATION SPÉCIFIQUE LARYNGO-BRONCHIQUE.

Période de congestion.	*Période de sécrétion.*
— Même auscultation que le rhume à sa 1re période ou période congestive.	— Même auscultation aussi que le rhume à sa seconde période ou période de sécrétion.
— Toux spéciale : fièvre aiguë.	— Toux caractéristique : peu ou pas de fièvre.

B. — Maladies à sonorité thoracique exagérée (tympanisme).

EMPHYSÈME PULMONAIRE.

— Sonorité exagérée dans les fosses sus et sous-claviculaires.
— Expiration prolongée aux mêmes points : UUU-UUU, UUU-UUU.

ASTHME.

Au début de l'attaque.	*A la fin de l'attaque.*
Signes d'auscultation réunis de l'emphysème et du catarrhe sec :	Signes auscultatifs réunis de l'emphysème et du catarrhe humide :
1º Sonorité exagérée et expiration prolongée UUU-UUU dans les fosses sus et sous-claviculaires (emphysème);	1º Tympanisme et expiration prolongée de l'emphysème : UUU-UUU.
2º Râles sonores, sibilants et ronflants, PIHI, RRROOU, du catarrhe sec.	2º Râles muqueux du catarrhe humide : GLGLGL-GL, GLGLGL-GL.

PNEUMOTHORAX.

Tympanisme au niveau de l'épanchement gazeux;
Au même point, souffle, voix et toux amphoriques (AOUOU).

C. — Maladies à sonorité thoracique diminuée (sub-matité) ou abolie (matité).

BRONCHO-PNEUMONIE. — LOCALISÉE A UNE OU AUX DEUX BASES.

— Râles sous-crépitants fins (glglgl-gl), s'entendant dans l'inspiration et dans l'expiration ;
— Souffle léger, profond, peu distinct : FFFUUU-EUEU ;
— Crachats striés de sang.

PNEUMONIE. — LOCALISÉE A UNE DES BASES.

1º *Engouement.*

— Râles crépitants ne s'entendant que dans l'inspiration : KKKRR-U, KKKRR-U.
— Souffle léger, profond, peu distinct, s'entendant vers la partie centrale du noyau pneumonique : FFFUUU-EUEU.
— Crachats légèrement rosés.

2º *Hépatisation.*

— Râles crépitants à la périphérie du point malade : KKKRR-U.

— Souffle intense, superficiel, très distinct, vers la partie centrale du foyer : FFFUUU-EUEU.
— Crachats rouillés caractéristiques.

3º *Résolution.*

— Râles crépitants de retour, s'entendant aux deux temps : KKKRR-KRR.
— Souffle de plus en plus indistinct et qui finit par disparaître.

— Crachats gris-jaunâtres.

4º *Suppuration.*

— Gros râles sous-crépitants autour du noyau central et s'étendant de plus en plus : GL-GLGL-GL.
— Souffle de plus en plus intense dans le noyau central : FFFUUU-EUEU.
— Crachats jus de pruneaux.

PLEURÉSIE. — LOCALISÉE A UNE BASE.

1re *Période.*

— Diminution du murmure respiratoire ;
— Frottements : RRRA-RRA.

2me *Période.*

— Souffle léger, profond, indistinct ;
— Voix de polichinelle quand on fait parler le malade.

3º Période.

Silence complet dans toute l'étendue de l'épanchement; pas de râles, pas de souffle; aucun bruit normal ou anormal.

4ᵐᵉ Période.

— Murmure respiratoire peu net, mais revenant peu à peu.
— Frottements comme au début : RRRA-RRA.

PHTISIE ORDINAIRE. — Localisée aux sommets.
Peut se résumer en quatre périodes.

1ʳᵉ Période.

— *Expiration prolongée* UUU-UUU, indice de l'infiltration tuberculeuse ;
— Pas de crachats ; quelquefois des hémoptysies.

3ᵐᵉ Période.

— *Râles sous - crépitants*, GLGLGL-GL, signe d'un ramollissement complet ;
— Crachats numulaires spécifiques.

2ᵐᵉ Période.

— *Craquements*, KRRAKRIK-KRRR, indice d'un commencement de ramollissement ;

— Crachats striés de lignes jaunes.

4ᵐᵉ Période.

— *Signes cavitaires* (souffle caverneux, voix caverneuse OUOUOU, etc.), indiquant une perte de substance ;
— Crachats diffluents rougeâtres.

PHTISIE GALOPANTE. — Localisée aux sommets.
Mêmes signes auscultatifs absolument que ceux de la phtisie ordinaire, la phtisie galopante n'étant autre chose que la phtisie commune avec marche rapide, et symptômes souvent typhiques.

GANGRÈNE PULMONAIRE. — Pas de localisation précise.

Période de sphacèle.

Même auscultation que la pneumonie à sa période de suppuration : — Gros râles sous-crépitants (GLGLGL-GL), autour du noyau; souffle(FFFUUU-EUEU) au niveau de celui-ci.

Période d'élimination.

— Signes cavitaires : souffle caverneux OUOUOU-OU; voix caverneuse ou de ventriloque; gargouillement (GLOU-GLOU).
— Crachats noirs-verdâtres d'une fétidité extrême.

CONGESTION ET APOPLEXIE.
Un foyer de râles sous-crépitants fins, glglgl-gl, sur un fond mat.

HYDRO-PNEUMO-THORAX. — Localisé a une base.

Au niveau de l'épanchement liquide : Matité, absence du murmure respiratoire ;

Au niveau de l'épanchement gazeux : Tympanisme; soufUe, voix et toux amphoriques.(AOUOU) ;

Au point de jonction des deux fluides : Tintement métallique (DINNN) et quelquefois fluctuation thoracique.

II. — AUSCULTATION DU CŒUR.

A. — **Lésions valvulaires.**

Appliquez l'oreille successivement sur chacun des 4 foyers d'auscultation des orifices (fig. 93) ; — examinez à quel temps

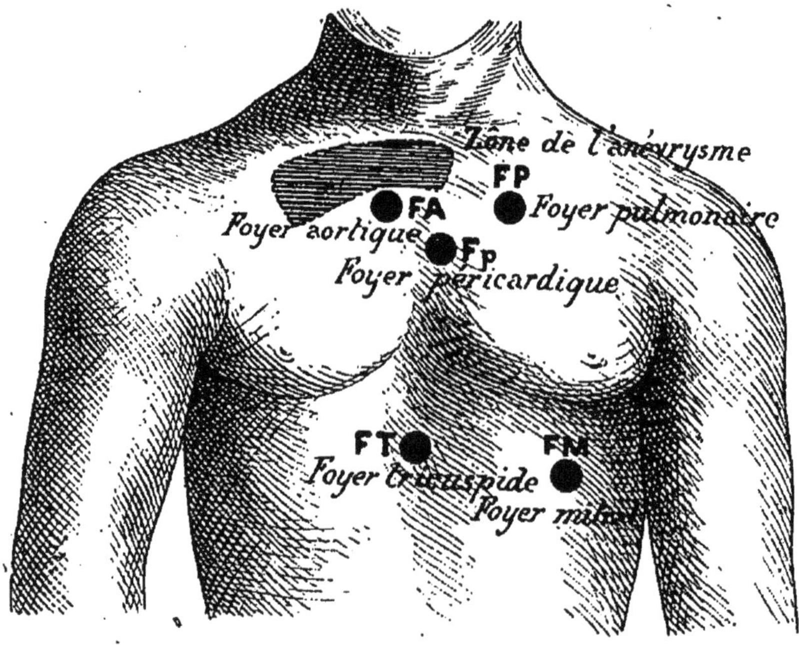

Fig. 93. — Schéma des quatre foyers d'auscultation des orifices.

existe le souffle ; — appréciez le timbre de ce souffle, — rendez-vous compte de son intensité et de celle des claquements ; — et notez exactement le rythme des bruits.

1° Le *foyer d'auscultation* montre quel est l'orifice du cœur qui est lésé :

— Orifice mitral : — 5me espace intercostal gauche à 10 centimètres de la ligne médiane :

— Orifice tricuspide : — base de l'appendice xyphoïde :

— Orifice aortique : — 2me espace intercostal droit immédiatement en dehors du sternum :

— Orifice pulmonaire : — 2me espace intercostal gauche en dehors, aussi, du sternum.

2° Le *temps du souffle fait voir le genre de lésion*, ainsi que l'indique le tableau suivant :

FOYERS D'AUSCULTATION.		BRUITS SCHÉMATIQUES.	BRUITS RÉELS.	SIGNIFICATION.
POINTE.	FOYER MITRAL.	FFFFOU-TAC.....	FFFFOU-TAN....	= *Insuffisance.*
		TAC-FFFFOU.....	TAC-rrou........	= Rétrécissement.
		FFFFOU-FFFFOU.	FFFFOU-tata-rrou.	= *Rétréc. et insuf.*
	FOYER TRICUSPIDE.	FFFFOU-TAC.....	PIOU-TAC.......	= *Insuffisance.*
		TAC-FFFFOU.....	TAC-rrou........	= Rétrécissement.
		FFFFOU-FFFFOU.	FFFFOU-FFFFOU.	= Insuf. et rétréc.
BASE.	FOYER PULMONAIRE.	FFFFOU-TAC.....	FFRROU-TAC....	= Rétrécissement.
		TAC-FFFFOU.....	TAC-FFFFOU....	= Insuffisance.
		FFFFOU-FFFFOU.	RROU-FFFFOU...	= Rétréc. et insuf.
	FOYER AORTIQUE.	FFFFOU-TAC.....	FEFFOUTT-Ta...	= Rétrécissement..
		TAC-FFFFOU.....	TAC-FFFFOU....	= *Insuffisance..*
		FFFFOU-FFFFOU .	FFFFOU-FOU.....	= *Insuf. et rétréc.*

Moyen mnémotechnique : Pointe = IR (l'insuffisance est au 1er temps); Base = RI (le rétrécissement est le 1er).

3° Le *timbre donne des probabilités sur la curabilité ou l'incurabilité :*

Le souffle doux, moelleux, indique des lésions très faibles, souvent même de simples troubles nerveux ou anémiques ;

Le souffle dur, rugueux, au contraire, est le signe de lésions anciennes, organisées, incurables.

4° L'*intensité du souffle et des claquements* fournit des indications sur l'état du muscle cardiaque lui-même ;

Intensité moyenne = état normal : — Intensité forte = hypertrophie : — Intensité faible = atrophie ou dégénérescence.

5° Enfin, le *rythme des bruits* donne également de très utiles renseignements, ainsi :

— L'allongement du grand silence indique le plus ordinairement une dilatation cardiaque avec atonie :

— Le rythme fœtal TAC-TAC-TAC-TAC = débilité extrême du système cardio-vasculaire tout entier :

— Le dédoublement du 1er bruit tata-TAC = début de la sclérose artérielle ;

— Le dédoublement du 2me bruit TAC-tata (chant de *caille*) = rétrécissement mitral.

— Le bruit de galop PA-TA-TI est le signe presque pathognomonique de la sclérose artérielle avec néphrite interstitielle.

— L'irrégularité, sous toutes ses formes, est l'apanage le plus ordinaire des lésions mitrales.

B. — Autres maladies du cœur (par ordre alphabétique).

— Anévrysme de l'aorte : S'il existe, sur la zone de l'anévrysme (Voir fig. 93), un centre de pulsations appréciables à la vue, un centre de battements sensibles à la main, un centre de bruits (claquements ou souffles) perceptibles à l'oreille et paraissant indépendants des bruits du cœur, le médecin doit diagnostiquer ou soupçonner un anévrysme.

— Angine de poitrine : — Aucun signe auscultatif spécial.

— Artério-sclérose : — Au foyer aortique : TAN-TAAN ;
            — Au foyer mitral : PA-TA-TI (bruit de galop) ;
            — Plus tard, souffle unique, intense, sans foyer précis : PAFOUTT.

— Athérome : — Au foyer aortique : TAN-TAAN.

— Asystolie : — Claquements faibles, sourds, mal frappés ;
            — Souffles faibles, siégeant à presque tous les temps et à tous les orifices.

— Chloro-anémie : — Dans le creux sus-claviculaire droit, bruit de *Rouet*, de *Diable* ou *musical* ;
            — Au foyer aortique : FFFOU-TAC ;
            — Au foyer mitral : FFFOU-TAC.

— Endocardite : — 1re période : enrouement du TAC-TAC ;
            — 2e période : souffles variables et changeants.

— Goître exophtalmique : — Souffle général, intense, sur toute
   la région du cœur.

— Hydro-pneumo-péricarde : — *Bruit de Moulin :* PLIK-PLAK.

— Hypertrophie du cœur : — Augmentation de force du TAC-
   TAC.

— Palpitations : — Souffles fugaces et très variables.

— Péricardite : — Sèche : — KRR-KRR (frottements) ou TAC-
       KRR-TAC (bruit de galop) au foyer pé-
       ricardique (fig. 93) :
       Séreuse : — Diminution ou absence com-
       plète des TAC-TAC, au même foyer.

— Rétrécissement des artères coronaires : — Au foyer aortique : ta-TAC, ta-TAC.

III. — AUSCULTATION DES AUTRES ORGANES.

L'auscultation des autres organes ne fournit des données positives et intéressantes que pour la matrice.

L'auscultation des bruits du cœur fœtal, dans la grossesse,
donne, en effet, des indications précises sur la position du fœtus
dans l'intérieur de l'utérus.

Un foyer au-dessus de l'ombilic indique une présentation du
siège.

Un foyer au-dessous de l'ombilic annonce une présentation
de la tête.

Un foyer immédiatement au-dessus du pubis est l'indice d'une
présentation de l'épaule.

Le siège du foyer, à droite ou à gauche de la ligne médiane,
indique une variété droite ou gauche de la présentation.

FIN.

TABLE DES MATIÈRES

4057-96. — Corbeil. Imprimerie Éd. Crété.

MANUEL DU DOCTORAT EN MÉDECINE
Par le Professeur **Paul LEFERT**
Collection nouvelle. 23 volumes in-18 de chacun 300 pages, cartonnés
Prix de chaque volume : 3 fr.

1er Examen.

Aide-mémoire de physique médicale et biologique. 1 vol. in-18, cart... .... 3 fr.
Aide-mémoire de chimie médicale. 1 vol. in-18, cart....... 3 fr.
Aide-mémoire d'histoire naturelle médicale. 1894. 1 vol. in-18, cart.. 3 fr.

2e Examen.

Aide-mémoire d'anatomie à l'amphithéâtre, dissection et technique microscopique, arthrologie, myologie, angéiologie, névrologie et découvertes anatomiques. 4e *édition*, 1897. 1 vol. in-18, cart... 3 fr.
Aide-mémoire d'histologie, d'anatomie (ostéologie, splanchnologie et organes des sens) et d'embryologie. 1 vol. in-18, cart... 3 fr.
Aide mémoire de physiologie. 4e *édition*, 1896. 1 vol. in-18, cart.. 3 fr.

3e Examen.

Aide-mémoire de pathologie générale et de bactériologie. 1 vol. in-18, cart.. 3 fr.
Aide mémoire de pathologie interne. 4e *édition*, 1895. 1 vol. in-18, cart.. 3 fr.
Aide-mémoire de pathologie externe. 1 vol. in-18, cart..... 3 fr.
Aide-mémoire de chirurgie des régions. 1893. Tome I (*Tête, Rachis, Cou, Poitrine, Abdomen*). 1 vol. in-18, cart.......... 3 fr.
Tome II (*Organes génito-urinaires, Membres*). 1 vol. in-18, cart. 3 fr.
Aide-mémoire de médecine opératoire. 1 vol. in-18, cart..... 3 fr.
Aide mémoire d'anatomie topographique. 1894. 1 vol. in-18, cart.. 3 fr.

4e Examen.

Aide-mémoire de thérapeutique. 1896. 1 vol. in-18, cart..... 3 fr.
Aide-mémoire de pharmacologie et de matière médicale. 1894. 1 vol. in-18, cart.. 3 fr.
Aide-mémoire d'hygiène. 4e *édition*, 1897. 1 vol. in-18, cart.. 3 fr.
Aide-mémoire de médecine légale. 4e *édition*, 1897. 1 vol. in-18, cart.. 3 fr.

5e Examen.

Aide-mémoire d'anatomie pathologique, d'histologie pathologique et de technique des autopsies. 1 vol. in-18, cart...... 3 fr.
Aide mémoire de clinique médicale et de diagnostic. 1 vol. in-18, cart.. 3 fr.
Aide-mémoire de clinique chirurgicale, diagnostic, thérapeutique générale et petite chirurgie. 1893, 1 vol. in-18, cart........ 3 fr.
Aide-mémoire d'accouchements. 1894. 1 vol. in-18, cart..... 3 fr.

Concours de l'Externat des hôpitaux.

Aide-mémoire de médecine hospitalière, anatomie, pathologie, petite chirurgie. 1894, 1 vol. in-18, cart....................... 3 fr.
Aide-mémoire de l'examen du médecin auxiliaire. 1896. 1 vol. in-18, cart.. 3 fr.

MANUEL DU MÉDECIN PRATICIEN

Par le Professeur Paul LEFERT

Collection nouvelle, 14 vo'umes in-18 de chacun 300 pages, cartonnés

Prix de chaque volume : 3 fr.

La pratique journalière de la médecine dans les hôpitaux de Paris
(Maladies microbiennes et parasitaires. — Intoxications. — Affections constitutionnelles). 1895. 1 vol. in-18, cart.......... 3 fr.

La pratique journalière de la chirurgie dans les hôpitaux de Paris.
1894. 1 vol. in-18, cart................................. 3 fr.

La pratique gynécologique dans les hôpitaux de Paris. 1896. 1 vol.
in-18, cart.. 3 fr.

La pratique obstétricale dans les hôpitaux de Paris. 1896. 1 vol.
in-18. cart... 3 fr.

La pratique dermatologique et syphiligraphique dans les hôpitaux
de Paris. 1893. 1 vol, in-18, cart...................... 3 fr.

La pratique des maladies des enfants dans les hôpitaux de Paris.
1893. 1 vol. in 18, cart............................... 3 fr.

La pratique des maladies du système nerveux dans les hôpitaux
de Paris. 1894. 1 vol. in-18, cart...................... 3 fr.

La pratique des maladies de l'estomac et de l'appareil digestif
dans les hôpitaux de Paris. 1894. 1 vol. in-18, cart...... 3 fr.

La pratique des maladies des poumons et de l'appareil respiratoire dans les hôpitaux de Paris. 1894. 1 vol. in-18, cart.. 3 fr.

La pratique des maladies du cœur et de l'appareil circulatoire
dans les hôpitaux de Paris. 1895. 1 vol. in-18, cart....... 3 fr.

La pratique des maladies des voies urinaires dans les hôpitaux
de Paris. 1895. 1 vol. in-18, cart....................... 3 fr.

La pratique des maladies des yeux dans les hôpitaux de Paris.
1895. 1 vol. in-18, cart................................ 3 fr.

La pratique des maladies de la bouche et des dents dans les hôpitaux de Paris. 1896. 1 vol. in-18, cart.................. 3 fr.

La pratique des maladies du larynx, du nez et des oreilles dans
les hôpitaux de Paris. 1896. 1 vol. in-18, cart........... 3 fr.

M. le professeur P. Lefert a réuni sous un petit volume un nombre
très considérable de faits; par leur choix et par leur disposition, il a
rempli une triple indication :

1° Fournir au médecin éloigné des grands centres hospitaliers un
gui'e sûr qui, par la facilité des recherches et la simplicité de l'exposition, lui permette de trouver rapidement la solution des difficultés
qu'il a à surmonter, en s'appuyant sur les conseils de maitres dont le
nom fait autorité;

2° Donner au médecin instruit un moyen de se remémorer les ensei-
guements reçus dans les hôpitaux;

3° Permettre de se rendre un compte exact de l'état d'une question
par l'exposé simple, mais complet, des principales opinions émises sur
ce sujet, et de retrouver l'opinion de tel ou tel médecin sur la question à étudier, grâce à la disposition pratique donnée à la table des
matières et à celle des auteurs.

Le nombre des sujets traités fait du *Manuel du médecin praticien*
une véritable encyclopédie. Chaque volume renferme, sur les cas les
plus nouveaux et les plus variés, plus de 400 consultations claires,
précises, disant sous une forme résumée tout ce qu'il est important
d'avoir présent à la mémoire.

Cette collection est appelée à rendre de grands services, au point de
vue pratique et scientifique.

1896

LIBRAIRIE

J.-B. BAILLIÈRE et Fils

CATALOGUE MÉTHODIQUE

des Livres

DE

Médecine

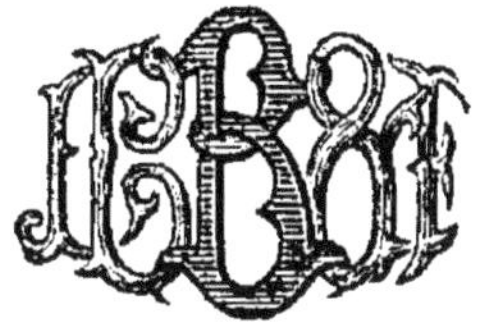

1896

19,-RUE HAUTEFEUILLE, 19

PARIS

TABLE MÉTHODIQUE DES MATIÈRES

Nouveaux éléments de pathologie médicale, par A. LAVERAN, professeur de l'Ecole du Val-de-Grâce, membre de l'Académie de médecine, et J. TEISSIER, professeur à la Faculté de médecine de Lyon, 4e *édition*. 1894, 2 vol. in-8 de 1866 pages avec 125 figures et tracés.. **22** fr.

Clinique médicale de l'Hôtel-Dieu de Paris, par les professeurs TROUSSEAU et PETER. 8e *édition*, 1894, 3 vol. in-8, ensemble 2,616 pages.. **32** fr.

Clinique médicale de l'Hôtel-Dieu de Lyon, par le Dr S. PERRET. 1887, 1 vol. in-8 de 504 pages............................... **8** fr.

Clinique médicale de l'Hôtel-Dieu de Rouen, par le Dr LEUDET. 1874, 1 vol. in-8 de 650 pages.................................... **8** fr.

Clinique médicale de la Pitié, par le Dr GALLARD. 1877, 1 vol. in-8 de 636 pages.. **10** fr.

Guide du médecin praticien, résumé général de pathologie interne et de thérapeutique appliquées, par VALLEIX et LORAIN. 5e *édition*, 1865, 5 vol. gr. in-8 de 800 pag. avec 81 fig... **50** fr.

MALADIES MICROBIENNES

Traité des maladies infectieuses, par les professeurs GRIESINGER et VALLIN. 2e *édition*. 1877, 1 vol. in-8 de 742 pages....... **10** fr.

Traité des maladies épidémiques, par le Dr L. COLIN, inspecteur général du service de santé de l'armée. 1879, 1 vol. in-8 de 1032 pages.. **16** fr.

Les pyosepticémies médicales, par le Dr G. ÉTIENNE. 1893, 1 vol. in-8 de 389 pages... **7** fr.

La fièvre typhoïde, par les Drs P. BROUARDEL et THOINOT. 1895, 1 vol. in-8 de 350 pages avec figures...................... **9** fr.

La fièvre typhoïde traitée par les bains froids, par les Drs TRIPIER et BOUVERET. 1886, 1 vol. in-8 de 641 pages. **6** fr. **50**

La grippe-influenza, par J. TEISSIER, professeur à la Faculté de médecine de Lyon. 1893, 1 vol. in-8 de 200 pages.......... **5** fr.

L'influenza de 1889-1890 en Russie, par le Dr J. TEISSIER. 1891, 1 vol. in-4 de 80 pages avec cartes et plans.............. **5** fr.

La grippe, par le Dr EGGER. 1894, gr. in-8, 122 pages... **3** fr. **50**

Le choléra, par le prof. LORAIN. 1868, 1 vol. gr. in-8 de 300 p. **7** fr.

Nature parasitaire des accidents de l'impaludisme, par le Dr A. LAVERAN. 1881, in-8, 101 p., avec 2 pl........... **3** fr. **50**

La fièvre jaune, par le Dr SELSIS. 1880, in-8, 96 pages. **2** fr. **50**

La fièvre jaune, par le Dr FAGET. 1875, gr. in-8.......... **4** fr.

La maladie charbonneuse, par le Dr GUIPON. 1867, 1 v. in-8. **6** fr.

Traité de la pellagre et des pseudo-pellagres, par le D[r] Th. ROUSSEL. 1886, 1 vol. in-8 de 656 pages................. **10** fr.

Rapports de la tuberculose génitale chez l'homme avec les autres manifestations tuberculeuses, par le Dr VILLARD. 1894, gr. in-8, 140 pages.. **3** fr. **50**

AFFECTIONS CONSTITUTIONNELLES

Traité du diabète, par le prof. Frerichs, 1885, 1 vol. gr. in-8, avec 5 pl... **12 fr.**

Étude sur le pancréas et sur le diabète pancréatique, par le Dr Nommès, 1892, in-8, 141 pages.................... **3 fr. 50**

L'albuminurie dans le diabète, par le Dr Sallès, 1893, gr. in-8, 210 pages... **5 fr.**

La goutte et les rhumatismes, par les Drs Réveillé-Parise et Carrière, 1878, 1 vol. in-16 de 306 pages............ **3 fr. 50**

Du chloro-brightisme, par le Dr Chatin. Toxicité urinaire et oxydations dans la chlorose. 1894, gr. in-8, 116 p...... **3 fr. 50**

Le rein des Saturnins, par le Dr J. Paviot, 1895, gr. in-8, 79 p., avec 2 planches.. **2 fr. 50**

L'uricémie, par Gigot-Suard, 1875, in-8. 306 p........ **3 fr. 50**

La glande thyroïde et les goîtres, par le Dr Riviére, 1893, gr. in-8, 148 p., 2 pl... **4 fr.**

Contagion du cancer, par le Dr Fabre, 1892, gr. in-8, 183 p. **4 fr.**

De l'Acromégalie, par le Dr Duchesneau, 1892, 1 vol. gr. in-8 de 208 pages... **5 fr.**

Causes, hygiène et traitement des maladies chroniques, par le Dr Vacher, 1875, 1 vol. in-8 de 416 pages.......... **6 fr.**

ESTOMAC. FOIE

Traité des maladies de l'estomac, par le Dr Bouveret, professeur agrégé à la Faculté de médecine de Lyon. 1893, 1 vol. in-8 de 793 pages....................................... **14 fr.**

La dyspepsie par hypersécrétion gastrique, par les Drs Bouveret et Devic. 1892, 1 vol. in-8 de 290 pages .... **5 fr.**

La dyspepsie, causes, régime, traitement, par le Dr Bachelet. 1892, 1 vol. in-18 de 381 pages...................... **3 fr. 50**

Mémoires d'un estomac, par le Dr Gros. 4e *édition,* 1888, 1 vol. in-16 de 186 pages................................ **2 fr.**

L'estomac et le corset. Déviations, dislocations, troubles fonctionnels, par le Dr Chapotot. 1892, gr. in-8, 106 pages. **3 fr. 50**

Traité pratique des maladies du foie, par le Dr Cyr. 1887, 1 vol. in-8 de 886 pages................................ **12 fr.**

Traité des maladies du foie et des voies biliaires, par le prof. Frerichs. 3e *édition.* 1877. 1 vol. in-8 avec 158 fig.. **12 fr.**

Diagnostic et traitement des abcès du foie, par le Dr Leblond. 1892, gr. in-8, 192 pages.......................... **5 fr.**

Traitement des abcès du foie, par le Dr Ramirez. 1867, in-8, 92 pages.. **2 fr. 50**

Étude sur l'ictère grave, par le Dr Mossé. 1880, gr. in-8. **4 fr.**

Accidents de la lithiase biliaire, par le Dr Mossé. 1880, gr. in-8 .... **3 fr. 50**

INTESTIN

Rapports de l'intestin et du foie en pathologie, par le professeur J. Teissier. 1895, gr. in-8, 71 pages................. **2** fr.

Les déséquilibrés du ventre. L'entéroptose ou maladie de Glenard, par le Dr Monteuuis. 1894, 1 vol. in-16 de 350 pag. **3** fr. **50**

Études sur les invaginations intestinales chroniques, par le Dr Rafinesque. 1878, gr. in-8, 282 pages............... **5** fr.

APPAREIL RESPIRATOIRE

Thérapeutique de la phtisie pulmonaire, par le professeur Fonssagrives. 2e *édition,* 1884, 1 vol. in-8 de 590 pages... **9** fr.

La phtisie pulmonaire, par le Dr Joly, 1881, in-8, 96 p. **2** fr. **50**

La cure d'air chez soi, conseils aux poitrinaires, par le Dr Mœller, 1895, in-18, 86 pages...................... **1** fr.

Étude sur la tuberculose, par le Dr Villemin, 1868, 1 v. in-8. **8** fr.

De l'asthme, par le Dr Gigot-Suard, 1874, 1 vol. in-8. **2** fr. **50**

Traité de la pneumonie, par le Dr Grisolle, 1864, 1 v. in-8.. **9** fr.

Traitement de la pneumonie aiguë, par le Dr Hanot, 1880, 1 vol. in-8 de 316 pages...................... **5** fr.

APPAREIL CIRCULATOIRE

Maladies du cœur et tuberculose, par le Dr P. Teissier. 1894, 1 vol. gr. in-8 de 326 pages...................... **7** fr.

Traité des embolies capillaires, par le Dr Feltz, 2e *édition.* 1870, 1 vol. in-8, 450 p., 11 pl...................... **12** fr.

Troubles fonctionnels du cœur, par le Dr Renaud. 1893, gr. in-8, 180 pages...................... **4** fr.

Des anévrismes diffus consécutifs de l'aorte, par le Dr Petrovitch, 1890, gr. in-8, 181 pages...................... **4** fr.

Recherches sur le bruit de moulin, par le Dr P. Reynier, 1880, in-8, 75 pages...................... **2** fr.

MALADIES DES PAYS CHAUDS

Traité des maladies des pays chauds, par les Drs. Kelsch et Kiener, professeurs à l'École du Val-de-Grâce, 1889, 1 vol. gr. in-8, 908 p. et 6 pl. col. et 36 figures.................. **24** fr.

Séméiotique et étiologie des maladies exotiques, par le Dr Mahé. 1 vol. in-18 de 428 pages...................... **7** fr.

Hygiène des pays chauds, par le Dr Pellarin. 1872, in-8. **6** fr.

Madagascar. L'expédition au point de vue médical et hygiénique. L'acclimatement et la colonisation, par le Dr Lémure. 1896, gr. in-8, 118 p., avec 1 carte...................... **3** fr.

Les maladies du Sénégal. Topographie, climatologie et pathologie, par le Dr Borius. 1882, 1 vol. in-8 de 362 pages..... **7** fr.

Le pèlerin de la Mecque, son hygiène, ses maladies, par le Dr Delarue. 1892, gr. in-8, 123 pages................. **3** fr. **50**

PATHOLOGIE GÉNÉRALE

Traité élémentaire de pathologie générale, comprenant la pathologie et la physiologie pathologique, par H. Hallopeau, professeur agrégé à la Faculté de médecine de Paris. 4e *édition.* 1893, 1 vol. in-8 de 800 p., avec 180 figures .... **13** fr.

Éléments de pathologie, par le prof. Rindfleisch. Traduit par J. Schmitt, professeur à la Faculté de médecine de Nancy. 1886, 1 vol. in-8 de 395 pages................................. **6** fr.

Nouveaux éléments de pathologie générale, par le Dr Bouchut, 4e *édition,* 1882, 1 vol. gr. in-8 de 900 p., avec 250 fig... **16** fr.

La vie et ses attributs, dans leurs rapports avec la philosophie et la médecine, par le Dr Bouchut. 1876, 1 v. in-16 de 450 p. **3** fr. **50**

La vie. Études et problèmes de biologie générale, par le prof. Chauffard. 1878, 1 vol. in-8 de 525 pages..................... **7** fr. **50**

Le sommeil et l'insomnie, étude physiologique, clinique et thérapeutique, par le Dr Marvaud. 1881, in-8, 137 pages.. **3** fr. **50**

Des brûlures, causes des troubles fonctionnels et accidents généraux qu'elles déterminent, par les Drs Boyer et Guinard. 1895, in-8, 180 pages.. **4** fr.

DIAGNOSTIC

Traité de diagnostic, par le Dr Mayet, professeur à la Faculté de médecine de Lyon. 1896, 1 vol. gr. in-8 de 900 pages, avec figures...

Traité de diagnostic et de sémiologie, par le Dr Bouchut. 1883, 1 vol. gr. in-8 de 920 pages, avec 150 fig................. **12** fr.

Arsenal du diagnostic médical, instruments d'exploration employés en séméilogie et en thérapeutique, par le Dr M. Jeannel. 1877, 1 vol. in-8, 440 pages, avec 262 figures.............. **7** fr.

Précis d'auscultation, par le Dr Coiffier. 3e *édition.* 1894, 1 vol. in-18 de 150 pages, avec 90 fig. col., cart.................. **5** fr.

Traité de Thermométrie médicale, comprenant les abaissements de la température, l'algidité centrale et la thermométrie locale, par le Dr P. Redard. 1885, 1 vol. in-8 de 700 pages, avec 200 figures... **12** fr.

La température du corps humain et ses variations dans les maladies, par les prof. P. Lorain et P. Brouardel. 1878, 2 vol. in-8 avec fig.. **30** fr.

Marche de la température dans les fièvres intermittentes, par le Dr Guégen. 1878, in-8................................... **5** fr.

Considérations sur la fièvre, par le Dr Girbal. 1878, in-8. **2** fr. **50**

Le pouls et ses variations dans les maladies, par le prof. Lorain. 1870, 1 vol. gr. in-8 de 372 pages, avec 488 fig.. **10** fr.

La circulation et le pouls, histoire, physiologie, séméiotique, indications thérapeutiques, par le Dr Ozanam. 1886, 1 vol. gr. in-8, 1,060 pages, avec 493 figures. .... **20** fr.

Traité élémentaire d'anatomie pathologique, par Coyne, professeur à la Faculté de médecine de Bordeaux. 1893, 1 vol. in-8 de 1040 pages, avec 223 figures noires et color...... **14 fr.**

Éléments d'anatomie pathologique, par Laboulbène, professeur à la Faculté de médecine de Paris. 1879, 1 vol. gr. in-8, 930 p. avec 297 figures.................................. **20 fr.**

Traité d'histologie pathologique, par E. Rindfleisch. Traduit et annoté par F. Gross et Schmitt, professeurs à la Faculté de médecine de Nancy. 2e *édition*. 1888, 1 vol. gr. in-8 de 880 pages, avec 356 figures.................................. **15 fr.**

Anatomie pathologique du corps humain, par Cruveilhier. 1842, 2 vol. in-folio, avec 230 planches coloriées......... **450 fr.**

Traité d'anatomie pathologique générale et spéciale, par Lebert. 1855-1861, 2 volumes in-folio de texte et 2 vol. in-folio comprenant 200 planches, col.......................... **600 fr.**

La pathologie cellulaire basée sur l'étude physiologique et pathologique des tissus, par Virchow, 4e *édition*, par I. Straus, professeur à la Faculté de médecine de Paris. 1874, 1 vol. in-8 de 417 pages avec 157 figures.................................. **9 fr.**

Leçons sur les humeurs normales et morbides du corps de l'homme, par le prof. Ch. Robin. 2e *édition*, 1874, 1 vol. in-8 de 1008 pages, avec 35 figures.......................... **18 fr.**

Programme du cours d'histologie, par le prof. Ch. Robin. 2e *édition*, 1870, 1 vol. in-8.......................... **6 fr.**

Anatomie et physiologie cellulaires, par le prof. Ch. Robin. 1873, 1 vol. in-8.......................... **16 fr.**

Traité élémentaire d'histologie humaine, normale et pathologique, par Morel et Villemin. 3e *édition*, 1880, 1 vol. in-8 de 418 pages, avec atlas de 36 planches.......................... **16 fr.**

La cellule animale, sa structure et sa vie, par le prof. J. Chatin. 1892, 1 vol. in-16 de 304 pages, avec 149 figures. **3 fr. 50**

Recherches histologiques sur le tissu connectif de la cornée, par Eloui. 1881, 1 vol. gr. in-8, avec 6 planches.......... **6 fr.**

Étude du processus histologique des néphrites, par Hortoles. 1881, gr. in-8, 182 pages, avec fig. et 2 planches coloriées. **6 fr.**

Traité du microscope et des injections, leurs applications à l'anatomie, à la physiologie, à la pathologie médico-chirurgicale, par le prof. Ch. Robin. 2e *édition*, 1877, 1 vol. in-8 de 1104 pages avec 356 figures.......................... **20 fr.**

Précis de microscopie, par le Dr Couvreur. 1888, 1 vol. in-16 de 350 p., avec figures, cart.......................... **4 fr.**

La technique microscopique et histologique, par le professeur Mathias Duval. 1878, 1 vol. in-16 de 313 p., avec 43 fig. **3 fr. 50**

Précis de tératologie, par Guinard, Préface par C. Dareste. 1892, 1 vol. in-18 de 512 p., avec 272 fig., cart........... **8 fr.**

Les anomalies chez l'homme et les mammifères, par L. Blanc. 1893, 1 vol. in-16 de 328 pages, avec 127 figures...... **3 fr. 50**

Traité pratique de Bactériologie, par E. MACÉ, professeur à la Faculté de médecine de Nancy, 2º *édition.* 1891, 1 vol. in-8 de 700 p., avec 200 figures...................................... **10** fr.

Atlas de Microbiologie, par le professeur E. MACÉ. 1897, 1 vol. gr. in-8, avec 60 planches coloriées........................

Les microbes pathogènes, par CH. BOUCHARD (de l'Institut), professeur à la Faculté de médecine. 1892, 1 volume in-16 de 304 pages...................................... **3** fr. **50**

Microbes et maladies, par J. SCHMITT, professeur à la Faculté de médecine de Nancy. 1886, 1 volume in-16 de 300 pages, 25 figures...................................... **3** fr. **50**

Les Microzymas, par A. BÉCHAMP. 1888, 1 vol. in-8 de 992 pages...................................... **14** fr.

Les toxines microbiennes, par le Dr ARTAUD. 1895, gr. in-8, 142 pages...................................... **3** fr. **50**

De la nécessité de l'examen bactériologique pour le diagnostic des angines diphtériques, par le Dr BONNIER. 1894, gr. in-8, 92 pages, avec 3 pl...................................... **2** fr. **50**

Pouvoir bactéricide du sérum antidiphtérique, par le Dr J. NICOLAS. 1895, gr. in-8, 78 pages...................................... **2** fr. **50**

Étude du pouvoir antiseptique de la bile, par le Dr VIEILLARD-BARON. 1895, gr. in-8, 50 pages...................................... **2** fr.

Bactériologie de la grippe, par le Dr BÉRIER. 1892, in-8, 104 pages...................................... **2** fr. **50**

Recherches bactériologiques sur l'infection urinaire, par le Dr KROGIUS. 1892, gr. in-8, 109 p. avec 3 planches....... **4** fr.

De la variabilité dans les microbes, au point de vue morphologique et physiologique (application à la pathologie générale et à l'hygiène), par le Dr A. RODET, agrégé à la Faculté de médecine de Lyon. 1894, gr. in-8, 224 pages...................................... **6** fr.

Précis d'analyse microbiologique des eaux, suivi de la description et de la diagnose des espèces bactériennes des eaux, par le Dr G. ROUX, directeur du bureau d'hygiène de la ville de Lyon, chef des travaux de clinique médicale à la Faculté de médecine. 1892, 1 vol. in-18 de 404 p., avec 73 fig. cart.............. **5** fr.

Études expérimentales sur les microbes des eaux, par le Dr DESPEIGNES. 1890, gr. in-8, 126 pages...................... **3** fr.

Examen bactériologique des eaux naturelles, par MALPERT-NEUVILLE. 1887, in-8, avec 32 figures...................... **2** fr.

Les microbes des eaux minérales de Vichy, asepsie des eaux minérales, par le Dr PONCET. 1895, 1 vol. in-8, avec 26 pl. **7** fr.

Les microbes des eaux minérales du bassin de Vichy, par ROMAN et COLIN. 1893, gr. in-8, 95 pages...................... **3** fr.

Le lait. Études chimiques et microbiologiques, par DUCLAUX, de l'Institut. 2º *édition,* 1894, 1 vol. in-16 de 360 p..... **3** fr. **50**

Traité élémentaire de thérapeutique, de matière médicale et de pharmacologie, par le Dr A. Manquat, profes. agrégé à l'Ecole du Val-de-Grâce. 2ᵉ *édition*, 1895, 2 vol. in-8.............. **20** fr.

Nouveaux éléments de matière médicale et de thérapeuti-que, par les professeurs Nothnagel et Rossbach. Introduction par Ch. Bouchard, professeur à la Faculté de médecine de Paris. 2ᵉ *édition*. 1889, 1 vol. gr. in-8 de 920 pages.............. **16** fr.

Commentaires thérapeutiques du Codex medicamentarius, par les Drs Gubler et L'Abbée. Histoire de l'action physiologique et des effets thérapeutiques des médicaments inscrits dans la pharmacopée. 5ᵉ *édition*. 1896, 1 vol. gr. in-8 de 1,061 pages... **18** fr.

Cours de thérapeutique, par Gubler. 1880, 1 vol. in-8... **9** fr.

Principes de thérapeutique générale, par le prof. Fonssagri-ves. 2ᵉ *édition*. 1884, 1 vol. in-8 de 590 pages............. **9** fr.

Études de thérapeutique générale et spéciale (Injections hypodermiques), avec application aux maladies les plus usuelles, par le prof. Luton. 1882, 1 vol. in-8 de 472 pages............. **6** fr.

Travaux de thérapeutique expérimentale, par Henrijean, Van Aubel et Corin. 1884, gr. in-8, 343 p., avec 64 fig.... **5** fr

Médecine et thérapeutique rationnelles, par le Dr Coiffier. 1 vol. in-18... **6** fr.

De la prudence en thérapeutique, par le Dr Guermonprez. 1893, in-8, 69 pages... **1** fr. **50**

Formulaire officinal et magistral international, comprenant environ 4,000 formules tirées des Pharmacopées légales de la France et de l'étranger ou empruntées à la pratique des thérapeutistes et des pharmacologistes, suivi d'un mémorial thérapeutique. 4ᵉ *édition*, en concordance avec la dernière édition du Codex medicamentarius et du Formulaire des hôpitaux militaires, par le prof. J. Jeannel. 1887, 1 vol. in-18 de 1.044 pages, cart. **6** fr. **50**

Formulaire de l'Union médicale. Douze cents formules favorites des médecins français et étrangers, par le Dr Gallois, 4ᵉ *édition*. 1888, 1 vol. in-32 de 662 pages, cart.. .... **3** fr. **50**

Formulaire des spécialités pharmaceutiques, composition, indications thérapeutiques, mode d'emploi et dosage, par les Drs Gautier et Renault. 1895, 1 vol. in-18 de 300 p., cart.. **3** fr.

Formulaire raisonné des médicaments nouveaux, par Reveil. 1865, 1 vol. in-18 de 608 pages, avec figures.......... **6** fr.

Étude sur la révulsion, par le Dr Besson. 1892, 1 vol. gr. in-8 de 177 pages... **4** fr.

La transfusion du sang, par le Dr Oré. 1870, 1 vol. in-8 de 704 pages.. **12** fr.

Le chloral et la médication intra-veineuse, par le Dr Oré. 1877, 1 vol. gr. in-8 de 383 pages........................ **9** fr.

Les médications arsénicales et antimoniales, par le Dr Papillaud. 1867, in-8... **2** fr. **50**

Les médicaments oubliés. La Thériaque, par J. Bernhard. 1893, 1 vol. in-16 de 150 pages.............................. **2** fr.

MÉDICATIONS NOUVELLES

Formulaire des médications nouvelles, par le Dr Henri GIL-
LET, ancien interne des hôpitaux, médecin de la Policlinique de
Paris. 1895, 1 vol. in-18 de 300 pages, cart............... **3** fr.

Formulaire des médicaments nouveaux, par H. BOCQUILLON-LI-
MOUSIN. Préface par le Dr HUCHARD. 7e *édition*, 1896, 1 vol. in-18
de 300 pages, cartonné............................ **3** fr.

Formulaire des alcaloïdes et des glucosides, par H. BOCQUILLON-
LIMOUSIN. Préface par le prof. HAYEM. 1894, 1 vol. in-18 de 312 p.
cartonné.. **3** fr.

La pratique de la sérothérapie et les nouveaux traitements de
la diphtérie, par le Dr GILLET. 1895, 1 vol. in-18 de 350 p. avec
fig. cart.. **4** fr.

La sérothérapie, par le Dr PATET. 1895, gr. in-8, 104 p. **2** fr. **50**

La méthode de Brown-Séquard et les médications par extraits
d'organes, par le Dr Ch. ELOY. 1893, 1 v. in-16 de 300 p. **3** fr. **50**

Le remède de Koch, par le Dr MIDDENDORP. 1891, gr. in-8. **2** fr.

Les médicaments nouveaux, par le Dr E. LABBÉE. 1896, gr. in-8,
80 pages.. **2** fr.

Les nouveaux hypnotiques, par le Dr HOUDAILLE. 1893, gr. in-8,
240 pages....................................... **5** fr.

Le Hoang-Nan, remède tonkinois contre la rage, la lèpre et autres
maladies, par E. LESSERTEUR. 1896, 1 vol. in-18 de 300 p. **3** fr. **50**

ÉLECTROTHÉRAPIE

**Précis d'électrothérapie, d'électrophysiologie et d'électro-
diagnostic,** par le Dr BORDIER. Préface par le professeur
d'ARSONVAL. 1896, 1 vol. in-18 de 600 pages avec 150 fig. cart. **8** fr.

Principes d'électrothérapie, par le Dr CYON. 1873....... **4** fr.

Manuel d'électrothérapie, par le Dr TRIPIER. 1861, 1 vol. in-18
de 624 pages, avec 89 fig........................... **6** fr.

Galvanothérapie. Application du courant galvanique constant au
traitement des maladies nerveuses ou musculaires, par le Dr RE-
MAK. 1860, 1 vol. in-8 de 467 pages................... **7** fr.

Électricité statique et son emploi en thérapeutique, par le
Dr VIGOUROUX. 1882, in-8, 103 pages avec pl........... **3** fr. **50**

De la valeur thérapeutique des courants continus, par le
Dr J. TEISSIER. 1878, in-8, 176 pages, avec figures..... **3** fr. **50**

L'Électricité appliquée à la thérapeutique chirurgicale,
par le Dr ABEILLE. 1870, gr. in-8, 110 pages.............. **3** fr.

MASSAGE

Formulaire du massage, par le Dr NORSTROM. 1895, 1 vol.
in-18 de 300 pages, cart............................ **3** fr.

Traité du massage, par le Dr NORSTROM. 1891, 1 vol. in-8 de
672 pages..... .... **10** fr.

HYDROTHÉRAPIE

Formulaire des eaux minérales, de balnéothérapie et d'hydrothérapie, par le Dr E. DE LA HARPE, 2e *édition*. 1896, 1 vol. in-18, cart...... **3 fr.**

La pratique de l'hydrothérapie, par le Dr E. DUVAL. Préface par le prof. M. PETER. 1891, 1 v. in-16 de 360 pages, cart.. **5 fr.**

Traité d'hydrothérapie, par le Dr E. DUVAL. 1888, 1 vol. in-8. Prix...... **10 fr.**

De la balnéothérapie, par le Dr LALLOUR. 1876, in-8, 48 p. **1 fr. 50**

CLIMATOTHÉRAPIE

Formulaire des stations d'hiver et de climatothérapie, par le D[r] DE LA HARPE. 1895, 1 vol. in-18 de 300 pages, cart... **3 fr.**

Traité de climatologie médicale, comprenant la météorologie médicale et l'étude des influences du climat sur la santé, par le Dr LOMBARD. 1877-1879, 4 vol. in-8...... **40 fr.**

Atlas de la distribution géographique des principales maladies dans ses rapports avec les climats, par le Dr LOMBARD. 1880, 1 vol. in-4 de 25 cartes en couleurs, cartonné..... **12 fr.**

Traité de géographie et de statistique médicales, par le Dr BOUDIN. 1857, 2 vol. gr. in-8...... **20 fr.**

Le climat de l'Italie et des stations du midi de l'Europe, par le Dr CARRIÈRE. 2e *édition*, 1876, 1 vol. in-8 de 640 p. **9 fr.**

ANTISEPSIE

Formulaire de l'antisepsie et de la désinfection, par H. BOCQUILLON-LIMOUSIN. 2e *édition*. 1896, 1 vol. in-16 de 300 pages avec figures, cartonné... **3 fr.**

La pratique de l'asepsie et de l'antisepsie en chirurgie, par le D[r] ED. SCHWARTZ, professeur agrégé à la Faculté de médecine de Paris. 1893, 1 vol. in-18 jésus de 380 p., avec 51 fig. cart.... **6 fr.**

La pratique journalière de la chirurgie antiseptique, par E. NICAISE, prof. agrégé à la Faculté de médecine de Paris, 1896, 1 vol, in-16 de 300 p. avec fig., cart...... **4 fr.**

La pratique de l'antisepsie dans les maladies contagieuses et en particulier dans la tuberculose, par le D[r] Ch. BURLUREAUX, professeur agrégé à l'Ecole du Val-de-Grâce. 1892, 1 vol. in-16 de 300 pages, cartonné...... **5 fr.**

Manuel d'asepsie. Stérilisation et désinfection par la chaleur. Applications à la médecine, à la chirurgie, à l'obstétrique et à l'hygiène, par le Dr VINAY, prof. agr. à la Faculté de médecine de Lyon. 1890, 1 vol. in-18 de 532 p., avec 74 fig., cart...... **8 fr.**

Le pansement antiseptique, ses principes, ses méthodes, par le Dr J. DE NUSSBAUM. 1888, 1 vol. in-18 de 360 pages...... **5 fr.**

Des pansements et de l'antisepsie dans la chirurgie Lyonnaise, par le Dr THÉVENET. 1893, gr. in-8, 220 pages...... **5 fr.**

PATHOLOGIE EXTERNE

Nouveaux éléments de pathologie et de clinique chirurgicales, par Fr. Gross, professeur de clinique chirurgicale, J. Rohmer et A. Vautrin, professeurs agrégés à la Faculté de médecine de Nancy. 1892, 3 vol. in-8 de chacun 1,000 pages. **36 fr.**

Encyclopédie internationale de chirurgie, par Duplay, Gosselin, Verneuil, professeurs à la Faculté de médecine de Paris; Bouilly, P. Segond, Nicaise, Ed. Schwartz, G. Marchant, Picqué, chirurgiens des hôpitaux de Paris ; Ollier, Poncet, professeurs à la Faculté de médecine de Lyon; Pousson (de Bordeaux), Maurice Jeannel (de Toulouse), etc. 1888, 7 vol. gr. in-8, comprenant ensemble 6,680 p., à 2 colonnes, avec 2,758 figures........ **100 fr.**

Tome I. *Pathologie chirurgicale générale, maladies infectieuses et virulentes.* Tome II. *Chirurgie générale, maladies communes à tous les tissus.* Tome III. *Chirurgie des muscles, des nerfs et des vaisseaux lymphatiques et sanguins.* Tome IV. *Chirurgie des os et des articulations, résections et tumeurs.* Tome V. *Chirurgie de la tête, du cou et du rachis.* Tome VI. *Chirurgie du larynx, du sein, de l'abdomen et de l'anus.* Tome VII. *Chirurgie des organes génito-urinaires de l'homme et de la femme.*

Chaque volume se vend séparément:.................... **17 fr. 50**

Traité de pathologie externe et de médecine opératoire, par le Dr Vidal. 5e *édition*, 1861, 5 vol. in-8, avec 761 figures. **40 fr.**

CLINIQUE CHIRURGICALE

La chirurgie journalière, leçons de clinique chirurgicale, par le Dr A. Desprès, chirurgien de l'hôpital de la Charité. 4e *édition.* 1894, 1 vol. gr. in-8 de 900 p., avec figures............... **12 fr.**

Clinique chirurgicale, par U. Trélat, professeur à la Faculté de médecine de Paris. 1891, 2 vol. gr. in-8 de chacun 800 pages, avec figures....:... **30 fr.**

Clinique chirurgicale, par A. Richet (de l'Institut). 1893, 1 vol. gr. in-8 de 700 pages... **12 fr.**

Clinique chirurgicale de l'Hôtel-Dieu de Lyon, par le Dr Valette. 1875, 1 vol. in-8 de 620 pages, avec figures........ **12 fr.**

Clinique chirurgicale, par le Dr Chassaignac. 1855-1858, in-8. **6 fr.**

Chirurgie journalière des hôpitaux de Paris, par le Dr Gillette. 1877, 1 vol. in-8 de 772 p., avec 662 fig., cart.... **12 fr.**

Clinique chirurgicale, par le Dr Gillette. 1888, 1 vol. in-8 **5 fr.**

Éléments de chirurgie clinique, comprenant le diagnostic chirurgical, les opérations, le traitement des blessés et des opérés, par Félix Guyon, professeur à la Faculté de médecine de Paris. 1873, 1 vol. in-8 de 662 pages, avec 63 figures.................. **12 fr.**

Chirurgie orthopédique. Thérapeutique des difformités congénitales ou acquises, par le Dr de Saint-Germain. 1873, 1 vol. in-8 de 651 pages, avec 129 fig...................................... **9 fr.**

Leçons cliniques de chirurgie orthopédique, par le Dr Phocas. 1895, 1 vol. in-8 de 524 pages...........................: **8 fr.**

THÉRAPEUTIQUE CHIRURGICALE

Précis de thérapeutique chirurgicale et de petite chirurgie, asepsie, antisepsie, pansements et bandages, par le D^r De-caye, 2e *édition*, 1893, 1 vol. in-18 de 636 p. cart......... **8** fr.

Précis de petite chirurgie et de chirurgie d'urgence, par le Dr A. Bergeron. 1882, 1 v. in-18 jésus de 436 p., avec 374 fig. **5** fr.

La pratique de la chirurgie d'urgence, par le Dr Corre. 1872, 1 vol. in-18 de 216 pages............................... **2** fr.

Les pansements modernes, le pansement ouaté et ses applications à la thérapeutique chirurgicale, par A. Guérin, membre de l'Académie de médecine. 1889, 1 v. in-16 de 392 p. avec fig. **3** fr. **50**

Précis iconographique des bandages, pansements et appareils, par le Dr Goffres. 1887, 1 vol. in-18 jésus avec 81 planches.
— Figures noires, cartonné.......................... **18** fr.
— Figures coloriées, cartonné....................... **36** fr.

Arsenal de la chirurgie contemporaine, par les Drs Gaujot et Spillmann. 1872, 2 vol. in-8, avec 1,437 figures............ **32** fr.

Étude des diverses méthodes de l'exérèse, par le Dr Monod. 1875, in-8, 175 pages............................... **2** fr. **50**

MÉDECINE OPÉRATOIRE

Précis d'opérations de chirurgie, par J. Chauvel, professeur à l'Ecole du Val-de-Grâce. 3e *édition*, augmentée de notions sur l'antisepsie chirurgicale. 1891, 1 vol. in-18 de lxxv-818 pages, avec 350 fig., cart................................ **9** fr.

Précis de médecine opératoire. Aide-mémoire de l'élève et du praticien, par le D^r Ed. Lebec, prosecteur de l'amphithéâtre des hôpitaux de Paris. 1885, 1 vol. in-18 de 468 p., avec 410 fig. **6** fr.

Nouveaux éléments de médecine opératoire, par le professeur H. Chrétien. 1881, 1 vol. in-18 de 528 p. avec 184 fig. **6** fr.

La pratique des opérations nouvelles en chirurgie, par le Dr Guillemain, prosecteur à la Faculté de médecine de Paris. 1895, 1 vol. in-18 jésus de 350 pages, cart..................... **5** fr.

Précis d'anatomie topographique, par N. Rudinger, professeur d'anatomie à l'Université de Munich. Edition française avec notes et additions, par P. Delbet, prosecteur à la Faculté de médecine de Paris. Introduction par le D^r Le Dentu, professeur de clinique chirurgicale à la Faculté de médecine de Paris. 1893, 1 vol. gr. in-8, 252 pages et 68 figures noires et coloriées, cart...... **8** fr.

Nouveaux éléments d'anatomie chirurgicale, par B. Anger, chirurgien des hôpitaux de Paris. 1869, 1 vol. gr. in-8 de 1,056 p., avec 1,069 fig. et un atlas in-4 de 12 pl. col............. **40** fr.
— *Séparément :* Texte, 1 vol. in-8. **20** fr. — Atlas, 1 vol. in-4. **25** fr.

Précis iconographique de médecine opératoire et d'anatomie chirurgicale, par Claude Bernard et Huette. 1882, 1 vol. in-18 jésus, avec 113 pl., fig. noires, cart................. **24** fr.
— Figures coloriées, cart........................... **48** fr.

CHIRURGIE GÉNÉRALE

Contributions à la chirurgie, par le prof. SÉDILLOT. 1860, 2 vol. in-8.. **24** fr.

De la réunion en chirurgie, par le Dr JOBERT (de Lamballe). 1864, 1 vol. in-8 de 720 p., avec 7 pl. col...................... **12** fr.

De la régénération des organes et des tissus, par le Dr DEMARQUAY. 1873, 1 vol. gr. in-8................................ **16** fr.

L'infection purulente, par le Dr M. JEANNEL. 1880, in-8. **7** fr.

De la pyohémie, par le Dr BRAIDWOOD. 1870, in-8, 12 pl. **8** fr.

Traité des hydropisies et des kystes, par le Dr ABEILLE. 1852, 1 vol. in-8.. **7** fr. **50**

Des lésions traumatiques portant sur des tissus malades, par le Dr BOUILLY. 1877, gr. in-8, 153 pages.................... **3** fr.

Comparaison des arthropathies rhumatismales, scrofuleuses et syphilitiques, par le Dr BOUILLY. 1878, in-8, 108 pages **3** fr. **50**

Traité de chirurgie d'armée, par le Dr LEGOUEST, inspecteur général du service de santé de l'armée. 2e *édition*. 1872, 1 vol. in-8 de 800 pages.. **14** fr.

Traité de chirurgie navale, par SAUREL et ROCHARD. 1861, 1 vol. in-8 de 106 pages avec 600 figures.................... **8** fr.

FRACTURES. — OS. — ARTICULATIONS

Précis iconographique des fractures et des luxations, par les Drs HELFERICH et DELBET. 1896, 1 vol. in-16 de 324 pages, avec 64 planches coloriées, cart........................ **14** fr.

Traité pratique des fractures et des luxations, par le prof. HAMILTON. Traduit par G. POINSOT, agrégé à la Faculté de médecine de Bordeaux. 1883, 1 vol. grand in-8, 1292 pages, avec 514 figures.. **24** fr.

Chirurgie des os et des articulations, par les prof. OLLIER, PONCET, etc. 1890, 1 vol. grand in-8 de 889 pages à 2 col. avec figures.. **17** fr. **50**

Pathologie des ostéites, par le Dr CONDAMIN. 1892, 1 vol. gr. in-8 de 167 pages.. **4** fr.

Anatomie pathologique des ostéites, par le Dr DUBAR. 1883, in-8.. **4** fr.

De l'évidement sous-périosté des os, par le prof. SÉDILLOT. 1867, 1 vol. in-8.. **13** fr.

De l'ostéoclasie, par le Dr POUSSON. 1886, gr. in-8, 262 p.. **5** fr.

Du redressement des membres par l'ostéotomie, par le Dr CAMPENON. 1883, gr. in-8, 311 p., avec figures.......... **4** fr.

Traité de thérapeutique des maladies articulaires, par le Dr A. BONNET. 1853, 1 vol. in-8 de 684 p., avec 97 figures.. **9** fr.

Nouvelles méthodes de traitement des maladies articulaires, par le Dr A. BONNET. 2e *edition*, 1860, 1 vol. in-8 de 356 p., avec 17 fig.............................. **4** fr. **50**

MEMBRES

Ostéosarcomes des membres, par le D^r Ed. SCHWARTZ. 1890, gr. in-8, 267 pages........................... **4 fr.**

Des amputations simultanées, dans la continuité des deux membres inférieurs, par le Dr DELON. 1894, gr. in-8, 112 p. **3 fr.**

Traité du pied-bot, par le Dr DUVAL. Préface du Dr PÉAN. 1891, 1 vol. in-8........................... **6 fr.**

Les tuberculoses du pied, par le Dr AUDRY. 1890, gr. in-8, 234 pages........................... **5 fr.**

Traitement non sanglant de la coxalgie, par le Dr BERTHET. 1892, gr. in-8, 90 pages, avec figures........................... **2 fr.**

De l'hygroma trochantérien, par le Dr J.-B. PETIT. 1891, 1 vol. gr. in-8 de 168 p........................... **4 fr.**

Des difformités des doigts, par le Dr BEAUREGARD. 1875, in-8, 110 p., avec 6 pl........................... **4 fr.**

CRANE. — NERFS

Chirurgie de la tête, du cou, du rachis, par les Drs GÉRARD-MAR-CHANT, MASSELON, JEANNEL, etc. 1890, 1 vol. gr. in-8, 844 p. à 2 col., avec figures........................... **17 fr. 50**

Des traumatismes crâniens et du mode d'action de la crâniec-tomie, par le Dr L. MASSON. 1894, gr. in-8, 282 pages...... **6 fr.**

Les tumeurs cérébrales, par le Dr AUVRAY, prosecteur à la Faculté de médecine de Paris. 1896, 1 vol. gr. in-8 de 466 p., avec figures........................... **8 fr.**

Traité des sections nerveuses, par le Dr LETIÉVANT. 1873, 1 vol. in-8 de 548 pages, avec figures........................... **8 fr.**

Néoplasmes primitifs des nerfs des membres, par le D^r PE-RET-GILBERT. 1891, 1 vol. gr. in-8 de 191 pages........................... **4 fr.**

Luxations du nerf cubital, par le Dr DROUARD. 1896, gr. in-8, 130 pages........................... **3 fr. 50**

ABDOMEN. — ANUS

Chirurgie du larynx, du sein, de l'abdomen et de l'anus, par PICQUÉ, BARETTE, LE BEC, chirurgiens des hôpitaux. 1890, 1 vol. gr. in-8, avec 382 fig........................... **17 fr. 50**

Traité de l'empyème, par le Dr BOUVERET. 1888, 1 vol. in-8 de 890 pages........................... **12 fr.**

Cure des hernies étranglées, par MARIN. 1891, in-8, 87 p. **2 fr. 50**

Cure radicale de la hernie inguinale, par le Dr AGIER. 1895, in-8, 204 pages........................... **4 fr.**

Traitement de l'anus contre nature et des fistules stercorales, par le Dr POLLOSSON. 1888, in-8, 216 pages........................... **4 fr.**

Traitement des hémorroïdes, par FONTAN. 1877, gr. in-8, 84 p. **3 fr.**

De l'hématome du scrotum, par le Dr BASEIL. 1890, gr. in-8, 300 pages........................... **6 fr.**

Traité des maladies des yeux, par le Dr GALEZOWSKI. *3e édition*. 1888, 1 vol. in-8 de 1020 pages, avec 483 figures......... **20** fr.

Échelles optométriques et chromatiques accompagnées de tables pour le choix des lunettes, par le Dr GALEZOWSKI. 1883, in-8, 34 pl. noires et coloriées, cartonné................. **7** fr. **50**

Traité iconographique d'ophtalmoscopie, par le Dr GALEZOWSKI. 2e *édition*. 1885, 1 vol. in-4 de 281 pages, avec 28 planches chromo-lithographiées, cart................ **35** fr.

Échelles portatives des caractères et des couleurs, pour mesurer l'acuité visuelle, par le Dr GALEZOWSKI. 2e *édition*. 1890, in-18, 38 pl., cart.................. **2** fr. **50**

Diagnostic des maladies des yeux, par la chromatoscopie rétinienne, par le Dr GALEZOWSKI. 1868, in-8, 207 p. 31 pl.. **7** fr.

Diagnostic et traitement des affections oculaires, par les Drs GALEZOWSKI et DAGUENET. 1886, 1 volume gr in-8.... **18** fr.

Hygiène de la vue, par les Drs GALEZOWSKI et KOPFF. 1888, 1 vol. in-16 de 328 p., avec 44 fig................ **3** fr. **50**

Hygiène de la vue, par le Dr MAGNE, 1 vol. in-16........ **2** fr.

Précis d'ophtalmologie chirurgicale, par le Dr MASSELON, chef de clinique de M. de WECKER. 1886, 1 volume in-18 jésus avec 118 figures.................... **6** fr.

Leçons d'ophtalmologie, par le Dr BADAL, professeur à la Faculté de médecine de Bordeaux. 1881, 1 vol. in-8.......... **5** fr.

Clinique ophtalmologique, par le Dr BADAL. 1879, 1 vol. in-8 de 208 pages................ **4** fr.

Clinique ophtalmologique, par les Drs GRAEFE et MEYER. 1866, 1 vol. in-8 de 272 pages avec figures.............. **8** fr.

Iconographie ophtalmologique, par le Dr SICHEL. 1852-1859, in-4, 840 pages, avec 80 pl. col................ **120** fr.

Cristallin, anatomie et développement, usages et régénération, par le Dr CADIAT. 1876, in-8, 80 pages, avec 2 pl........... **2** fr. **50**

Anatomie pathologique de la conjonctivite granuleuse, par le Dr VILLARD. 1896, gr. in-8, 143 p., avec figures..... **3** fr. **50**

Maladies des yeux et des dents. Relations pathologiques entre les yeux et les dents, par le Dr COURTAIX. 1891, grand in-8, 144 pages.................... **3** fr. **50**

Les kystes hydatiques de l'orbite, par le Dr MANDOUR. 1895, in-8, 117 pages.................... **3** fr.

Des irido-choroïdites, par CALDERON. 1875, in-8, 151 p.. **3** fr.

Ophtalmie scrofuleuse, par DÉSIR DE FORTUNET. 1889, gr. in-8, 112 pages.................... **2** fr. **50**

Ophtalmie sympathique, par VIGNEAUX. 1877, in-8, 203 pages. Prix.................... **4** fr.

Les troubles visuels dans leurs rapports avec les tumeurs du du chiasma, par le Dr JACQUEAU. 1896, gr. in-8, 100 pages. **3** fr.

OPHTALMOSCOPIE

Précis iconographique d'ophtalmoscopie, par les Drs HAAB, TERSON et CUÉNOT. 1896, 1 vol. in-16 de 250 pages avec 64 planches coloriées, cart... **12** fr.

Atlas d'ophtalmoscopie médicale et de cérébroscopie, par le Dr BOUCHUT. 1876, 1 vol. in-4, avec 14 pl. en chromo, comprenant 137 fig., cart... **35** fr.

L'examen de la vision devant les conseils de revisions et de réforme, dans la marine et dans l'armée, par le Dr BARTHÉLEMY. 1889, 1 vol. in-16, 336 p. avec fig. et pl. col............ **3** fr. **50**

Examen de la vision chez les employés de chemin de fer, par le Dr REDARD. 1880, in-8, avec 4 planches coloriées.... **4** fr.

De l'acuité visuelle, par le Dr BORDIER. 1893, gr. in-8..... **5** fr.

Les anomalies de la vision, par le Dr A. IMBERT. 1889, 1 vol. in-16 de 365 pages, avec figures................... **3** fr. **50**

La vision et ses anomalies, par le Dr GIRAUD-TEULON. 1881, 1 vol. gr. in-8 de 936 p., avec 117 figures................ **20** fr.

Des troubles fonctionnels et organiques de l'amétropie et de la myopie, et de l'accommodation binoculaire et ciliaire dans les vices de la réfraction, par le Dr MIARD. 1873, 1 vol. in-8. **7** fr.

OTOLOGIE

Précis des maladies de l'oreille, par le Dr GELLÉ. 1885, 1 vol. in-18 de 708 pages, avec 157 figures................... **9** fr.

Traité des maladies de l'oreille, par le Dr BONNAFONT. 2e *édition*, 1873, 1 vol. in-8 de 700 pages .... **10** fr.

Diagnostic des affections de l'oreille, par le Dr LABIT. 1892, gr. in-8, 115 pages................................. **3** fr.

L'oreille. Anatomie pathologique, par le Dr RATTEL. 1895, 1 vol. in-18 de 190 p., avec 19 figures.................... **3** fr.

LARYNGOLOGIE

Traité des maladies du larynx, du pharynx et des fosses nasales, par le Dr LENNOX-BROWNE. Préface par le Dr GOUGUENHEIM, médecin des hôpitaux de Paris. 1891, 1 vol. in-8 de 650 pages avec 242 figures et 7 planches coloriées................. **12** fr.

Des tumeurs du larynx, par le D^r Ed. SCHWARTZ. 1886, gr. in-8, 294 pages.................................... **6** fr.

L'intubation laryngée dans le croup, par le Dr HUGUES. 1895, gr. in-8 de 150 pages................................. **3** fr. **50**

L'intubation du larynx chez l'enfant et chez l'adulte, par le Dr FERROUD. 1894, gr. in-8, 150 pages.............. **3** fr. **50**

Hygiène de la voix parlée ou chantée, par le Dr MANDL. 1891, 1 vol. in-18 de 320 p. avec figures.................... **3** fr. **50**

Du bégaiement, par le Dr GUILLAUME. 1872, in-8......... **1** fr.

Manuel du dentiste, rédigé conformément au programme de 1893 pour les examens de chirurgien-dentiste, par Ch. GODON, chirurgien-dentiste, de la Faculté de médecine de Paris, professeur de l'Ecole dentaire de Paris, avec la collaboration de MM. les Drs L. FREY, M. ROY, E. SAUVEZ et de M. P. MARTINIER. 1896. 5 vol. in-18 de 300 p. avec fig. Chaque volume cart.   **3 fr.**
I. Anatomie et physiologie. — II. Pathologie. — III. Thérapeutique. Anesthésie. — IV. Dentisterie opératoire et clinique dentaire. — V. Prothèse.

Formulaire de médecine et de chirurgie dentaires, par le Dr N. THOMSON, chirurgien-dentiste de la Faculté de médecine de Paris. 1895, 1 vol. in-18 de 280 p. cart..................   **3 fr.**

Traité théorique et pratique de l'art du dentiste, par HARRIS AUSTEN et ANDRIEU. 1884, 1 vol. in-8, 1200 pag. et fig., cart.   **20 fr.**

Chirurgie des dents et de leurs annexes, par E. BRASSEUR, directeur de l'Ecole dentaire. 1889, 1 vol. gr. in-8, avec 127 fig.   **5 fr.**

Pathologie des dents et de la bouche, par le Dr Léon FREY. 1896, 1 vol. in-18 de 279 p., avec fig. cart..................   **3 fr.**

Examens des chirurgiens-dentistes. Anatomie, physiologie, pathologie et thérapeutique dentaires. Programmes et questionnaires, par le Dr HAMONAIDE. 1895, in-18, 82 pages   **1 fr.**

Les dents de nos enfants, par le Dr BRAMSEN. 1889, 1 vol. in-16 de 144 pages, avec 50 figures..................   **2 fr.**

Lésions et maladies des mâchoires, par le Dr HEATH. 1888, 1 vol. in-8 de 462 pages avec 200 figures ....   **10 fr.**

Chirurgie dentaire, par le Dr DAVID. 1885-1890. Réunion de 35 mémoires en 1 vol. in-8....................   **25 fr.**

Des pansements en chirurgie dentaire, par le Dr DAVID. 1888, in-18, 45 pages...................   **1 fr.**

Hygiène de la bouche dans les collèges, par le Dr DAVID. 1885, in-8...................   **50 c.**

Les dents des goutteux, par le Dr DAVID. 1887, in-8..   **50 c.**

L'anesthésie et les dentistes, par le Dr DAVID. 1886, in-8, 12 pages...................   **50 c.**

Réglementation de la profession dentaire, par le Dr DAVID. 1884, in-8 ....   **50 c.**

Mémoire sur les tumeurs du périoste dentaire et sur l'ostéo-périostite alvéolo-dentaire, par le Dr MAGITOT. 1874, in-8.   **3 fr.**

Traitement des déviations dentaires, par le Dr DUNOGIER. 1895, gr. in-8...................   **2 50**

Anatomie de la bouche et des dents, par le Dr SAUVEZ. 1896, 1 vol. in-18 de 300 p. avec fig. cart...................   **3 fr.**

Anatomie comparée du système dentaire, par le Dr ROUSSEAU. 1 vol. grand in-8, avec 30 planches.... ....   **10 fr.**

L'articulation alvéolo-dentaire, par le Dr BELTRAMI. 1895, in-8, 120 pages...................   **3 fr.**

Code du dentiste, par ROGER et GODON. 1893, 1 vol. in-16.   **5 fr.**

Leçons cliniques sur les maladies des voies urinaires, professées à l'hôpital Necker, par le Dr FÉLIX GUYON. 3e *édition*, 1895, 2 vol. gr. in-8, avec figures et planches........................ **25 fr.**

Leçons cliniques sur les affections chirurgicales de la vessie et de la prostate, par le professeur FÉLIX GUYON. 1888, 1 vol. gr. in-8 de 1100 pages........................ **16 fr.**

Chirurgie des organes génito-urinaires de l'homme et de la femme, par S. DUPLAY, professeur à la Faculté de médecine, G. BOUILLY, L. PICQUÉ, A. POUSSON, Ed. SCHWARTZ et P. SEGOND. 1888, 1 vol. gr. in-8 de 844 p., avec 321 fig.......... **17 fr. 50**

La pratique de la chirurgie des voies urinaires, par le Dr DELEFOSSE. 2e *édition*, 1887, 1 vol. in-18 jésus de 585 p., avec 142 figures........................ **7 fr.**

La pratique de l'antisepsie dans les maladies des voies urinaires, par le Dr DELEFOSSE. 1893, 1 vol. in-18 de 234 p. avec 50 fig., cart........................ **4 fr.**

Traité pratique des maladies des voies urinaires, par le professeur HENRY THOMPSON. 2e *édition*, 1881, 1 vol. in-8 de 1051 p.; avec 280 figures........................ **20 fr.**

Leçons cliniques sur les maladies des voies urinaires, par le professeur H. THOMPSON. Traduite par le Dr JAMIN. 1889, 1 vol. in-8 de 876 pages, avec 148 figures........................ **12 fr.**

Leçons sur les tumeurs de la vessie, par le prof. HENRY THOMPSON. Traduit par le Dr R. JAMIN. 1885, 1 vol. in-8, **4 fr. 50**

Traité des maladies des voies urinaires de l'homme et de femme, par le Dr H. PICARD. 1893, 1 vol. in-18 de 360 pages et figures, cartonné........................ **5 fr.**

Maladies de l'urètre, par H. PICARD. 1877, 1 vol. in-8...... **8 fr.**

Maladies de la vessie, par H. PICARD. 1879, 1 vol. in-8. **8 fr.**

Traité pratique sur les maladies des organes génito-urinaires, par le prof. CIVIALE. 3e *édition*, 1860, 3 vol. in-8 **25 fr.**

Atlas de cystoscopie, par le Dr BURCKARDT. Préface du professeur SOCIN. 1893, 1 vol. gr. in-8 avec 24 pl. coloriées.......... **15 fr.**

Des résultats éloignés de la cystotomie sus-pubienne, par le Dr LAGOUTTE. 1894, gr. in-8, 164 pages................ **3 fr. 50**

La taille hypogastrique, par le Dr BOULEY. 1883, gr. in-8. **5 fr.**

L'exstrophie vésicale et l'épispadias, par le Dr DURAND. 1894, gr. in-8, 115 pages........................ **3 fr. 50**

L'appareil urinaire chez l'adulte et chez le vieillard, par le Dr MICQUET. 1891, gr. in-8, 166 p........................ **3 fr. 50**

Anatomie chirurgicale de la vessie, par le Dr PAUL DELBET. 1895, 1 vol. gr. in-8 de 322 pages avec figures........ **7 fr. 50**

De l'urétérectomie dans les lésions des uretères avec ou sans altérations des reins, par le Dr LIAUDET. 1894, gr. in-8, 172 p. **4 fr.**

Chirurgie de l'uretère, par le Dr GLANTENAY. 1895, grand in-8, 293 pages........................ **6 fr.**

Histoire de la génération chez l'homme et chez la femme, par le Dr RICHARD. 2º *édition*. 1889, 1 vol. in-8 de 350 pages, avec 8 pl. coloriées.. **10 fr.**

Des rapports conjugaux. Histoire de la génération chez l'homme et chez la femme, par le Dr RICHARD. 4e *édition*, 1894, 1 vol. in-18 de 323 pages avec fig................................ **3 fr. 50**

Iconographie pathologique de l'œuf humain fécondé dans ses rapports avec l'étiologie de l'avortement, par le Dr MARTIN SAINT-ANGE. 1884, in-4, 188 p. 19 pl. chromo. cart....... **35 fr.**

Des fraudes dans l'accomplissement des fonctions génératrices, par le Dr BERGERET. *Quatorzieme édition*. 1893, 1 vol. in-16 de 228 pages... **2 fr.**

A propos des fraudes dans l'accomplissement des fonctions génératrices, par le Dr HERMEL. 1869, gr. in-8, 24 p.... **1 fr.**

Les organes génitaux de l'homme et de la femme, par CUYER et KUHFF. Gr. in-8, 65 p., avec 66 fig. et 2 pl. col...... **7 fr. 50**

L'évolution sexuelle dans l'espèce humaine, par le prof. SICARD. 1892, 1 vol. in-16 de 320 p., avec fig................ **3 fr. 50**

Les vices de conformation des organes génitaux et urinaires de la femme, par Ch. DEBIERRE, professeur à la Faculté de médecine de Lille. 1892, 1 v. in-16 de 351 p., avec 86 fig. **3 fr. 50**

L'hermaphrodisme, par le prof. DEBIERRE. 1891, 1 vol. in-16 de 150 p. avec 50 fig.. **2 fr.**

Les sujets de sexe douteux, par le Dr DAILLIEZ. 1893, gr. in-8, 112 pages.. **3 fr. 50**

Une erreur de sexe, par le Dr GUERMONPREZ. 1893, in-8.. **2 fr.**

Traité de l'impuissance et de la stérilité chez l'homme et la femme, par le Dr ROUBAUD. 3º *édition*. 1876, 1 v. in-8, 804 p. **8 fr.**

Conseils aux personnes affaiblies, par le Dr MERCIER. 1883, in-18, 108 pages.. **1 fr.**

La fécondation artificielle et son emploi contre la stérilité chez la femme, par le Dr GAUTIER. 1890, 1 vol. in-16 de 342 p. **2 fr.**

De l'onanisme, causes, dangers et inconvénients, par le Dr FOURNIER. 5º *édition*. 1893, 1 vol. in-16 de 216 pages.......... **2 fr.**

PROSTITUTION

La prostitution en France et à l'étranger, par le Dr REUSS. 1889, 1 vol. in-8 de 690 pages.......................... **7 fr. 50**

De la prostitution dans les grandes villes, au XIXe siècle, par J. JEANNEL. 2º *édition*. 1874, 1 vol. in-18, 658 p........ **5 fr.**

La prostitution en France, par le Dr DESPRÈS. 1882, 1 vol. gr. in-8 de 208 p. avec 2 pl............................... **6 fr.**

La prostitution à Paris, par H. RICHARD, ancien président du Conseil municipal. 1890, 1 vol. in-18 de 320 p......... **3 fr. 50**

La prostitution à Paris, par le Dr CORLIEU. 1887, 1 vol. in-16 de 128 pages.. **2 fr.**

Traité pratique des accouchements, par le Dr A. CHARPENTIER, professeur agrégé à la Faculté de médecine de Paris, membre de l'Académie de médecine. 2e *édition*. 1889, 2 vol. gr. in-8 de 1,100 p., avec 752 fig. et 1 pl... **30 fr.**

Traité pratique de l'art des accouchements, par NAEGELÉ et GRENSER. 2e *édition*. 1880, 1 v. in-8 de 800 p. avec 207 fig. **12 fr.**

Cours d'accouchements, par le Dr N. CHARLES. 1892, 2 v. in-8. **15 fr.**

Guide pratique de l'accoucheur et de la sage-femme, par les Drs PÉNARD et ABELIN. 8e *édition*, 1896, 1 vol. in-18 de 712 p., avec 207 fig. cart. .... **6 fr.**

Manuel complet des sages-femmes, par le Dr C. FOURNIER, professeur à l'École de médecine d'Amiens. Préface par M. MAYGRIER, professeur agrégé à la Faculté de médecine de Paris. 4 vol. in-18, avec fig., cart... **12 fr.**

  I. — **Anatomie, physiologie et pathologie**. 1 vol......... **3 fr.**
  II. — **Accouchement normal**. 1 vol......... **3 fr.**
  III. — **Accouchement pathologique**. 1 vol......... **3 fr.**
  IV. — **Nouvelles accouchées et nouveau-nés**. 1 vol.... **3 fr.**

Manuel de la sage-femme et de l'élève sage-femme, par le Dr E. GALLOIS. 1886, 1 vol. in-18 de 640 p. avec fig....... **6 fr.**

Guide pratique pour les sages-femmes, par le Dr A. ARTE-MIEFF. 1896, 1 vol. in-18 de 213 p., cart................... **3 fr.**

Précis de médecine opératoire obstétricale, par le Dr REMY, professeur agrégé à la Faculté de médecine de Nancy. 1893, 1 v. in-16 de 460 pages, avec 185 fig. cart...................... **6 fr.**

L'art des accouchements, par SIEBOLD. 1 v. in-16 de 268 p. **2 fr.**

L'art d'apaiser les douleurs de l'enfantement, par le D^r FA-GET. 1880, in-8... **2 fr.**

La pratique des accouchements chez les peuples primitifs, par le Dr ENGELMANN. Préface par le Dr A. CHARPENTIER. 1886, 1 vol. in-8 avec 83 fig... **7 fr.**

Technique de l'accouchement provoqué, par le Dr GRINDA. 1891, gr. in-8, 180 pages... **4 fr.**

De la rétention du placenta et des membranes dans l'avortement, par le Dr GERBAUD. 1886, gr. in-8, 224 pages........ **4 fr.**

Mécanisme de la parturition : flexion et rotation de la tête dans les présentations du sommet, par le Dr PARISOT. 1893, 1 vol. gr. in-8, 226 pages... **5 fr.**

Contribution à l'étude du bassin vicié par obstruction, par le Dr VAILLE. 1891, 1 vol. gr. in-8 de 104 pages........... **3 fr.**

L'accouchement dans les rétrécissements du bassin, par le Dr LITZMANN. 1889, 1 vol. gr. in-8... **7 fr.**

Fonctions du forceps, par le Dr CHASSAGNY. 1891, 1 v. in-8. **8 fr.**

Des diverses espèces de forceps, par le Dr POULLET. 1883, 1 vol. in-8... **6 fr.**

La version bi-polaire, par le Dr LASKINE. 1891, in-8, 109 p. **3 fr. 50**

Placenta prævia et tamponnements, par le Dr VIVIEN. 1892, gr. in-8... **3 fr. 50**

...ratique de gynécologie, par les Drs S. Bonnet, ancien
...é des hôpitaux de Paris et P. Petit. Introduction par le
. Charpentier. 1894, 1 vol. in-8 de 804 pages avec 297 figures
.t 90 coloriées...................................... **15** fr.

.pratique des maladies des femmes, par T. Emmet. Ouvrage
.aduit et annoté par A. Olivier. Préface par le prof. Trélat. 1887,
1 vol. gr. in-8 de 860 p. avec 220 fig................... **15** fr.

Traité pratique des maladies des femmes, hors l'état de grossesse, pendant la grossesse et après l'accouchement, par Churchill
et Le Blond. 3° *édition*, 1881, 1 vol. gr. in-8 de 1,158 pages, avec
365 fig... **18** fr.

Manuel pratique des maladies des femmes, par le Dr G. Eustache. 1881, 1 vol. in-18 de 748 pages.................. **8** fr.

Leçons cliniques sur la menstruation et ses troubles, par le
Dr Gallard. 1884, 1 vol. in-8 de 325 p., avec 37 fig........ **6** fr.

Leçons cliniques sur les maladies des ovaires, par le Dr Gallard. 1886, 1 vol. in-8 de 463 pages avec 47 fig............ **8** fr.

Anatomie pathologique de l'utérus et de ses annexes, par
Boivin et Dugès. 1866, atlas in-folio de 41 pl., col., cart. **45** fr.

Traité clinique de l'inversion utérine, par le prof. Denucé.
1883, 1 vol. in-8 de 645 p., avec 103 fig................ **15** fr.

Traitement des maladies chroniques de l'utérus, par le
Dr Abeille. 2e *édition*, 1877, 1 vol. in-8 de 526 p........ **10** fr.

La chirurgie ignée dans les maladies de l'utérus, par le
Dr Abeille. 1886, 1 vol. in-8 de 452 p. avec 2 pl. et 44 fig. **12** fr.

Traitement chirurgical des myômes utérins, par le Dr Vautrin. 1886, gr. in-8, 360 pages......................... **6** fr.

Documents sur l'hystérectomie abdominale totale pour fibro-
myômes utérins, par le Dr Guermonprez. 1896, in-8, 216 pages,
avec 19 fig.. **5** fr.

Du cancer primitif du corps de l'utérus. Diagnostic et traitement par le Dr Bisch. 1892, gr. in-8, 148 pages........... **4** fr.

Parallèle de l'hystérie et des maladies du col de l'utérus, par le
Dr Dechaux. 1873, 1 vol. in-8 de 444 pages............... **5** fr.

La vérité sur les maladies de l'utérus et la physiologie médicale de la femme, par le Dr Dechaux. 1877, 1 vol. in-12 de
178 pages.. **3** fr. **50**

**Mémoire sur les allongements hypertrophiques du col de
l'utérus,** par le Dr Huguier. 1860, in-4, 231 p., avec 13 pl. **15** fr.

De l'hystérométrie et du cathétérisme utérin, par le Dr Huguier.
1 vol. in-8, 4 pl.. **6** fr.

Des maladies des ovaires et de l'ovariotomie, par le Dr Koeberlé.
1878, in-8, 135 pages.................................. **4** fr. **50**

De l'hémostase définitive par compression excessive, par le
Dr Koeberlé. 1877-1893, 3 mémoires in-8.............. **6** fr. **50**

La colite muco-membraneuse chez les utérines, par le Dr Let-
cheff. 1895, in-8, 118 pages........................... **3** fr. **50**

Kinésithérapie gynécologique (méthode de Brandt). Effets dynamogéniques cardio-vasculaires du massage abdominal, par le Dr Romano. 1885, gr. in-8, 330 pages................ **5** fr.

Massage dans les affections du voisinage de l'utérus et de ses annexes, par le Dr Norstrom. 1892, in-8, 140 pages.... **5** fr.

Massage de l'utérus, par le Dr Norstrom, in-8, 214 pages. **5** fr.

Les injections intra-utérines et les accidents provoqués par leur emploi, par le Dr Silvestre. 1892, gr. in-8, de 140 p. **3** fr. **50**

Du bain froid dans le traitement de l'infection puerpérale, par le Dr Desternes. 1895, gr. in-8, 111 p............. **2** fr. **50**

L'électricité. Moyen de diagnostic en gynécologie, par le Dr Houdart. 1894, gr. in-8, 136 pages................ **3** fr. **50**

Des tubercules de la mamelle, par le Dr Dubar. 1881, grand in-8................ **3** fr. **50**

Anatomie normale et tumeurs du sein chez la femme, par le Dr Cadiat. 1876, in-8, 60 p., avec 3 pl................ **3** fr. **50**

Parasites des organes sexuels femelles, par Hausmann. 1875, in-8................ **5** fr.

Traité des maladies de la grossesse et des suites de couches, par le Dr Vinay, professeur agrégé à la Faculté de médecine, médecin des hôpitaux de Lyon. 1894, 1 vol. gr. in-8 de 800 pages avec figures................ **16** fr.

Hygiène de la grossesse, par le D^r Ad. Olivier, ancien interne de l'hôpital de la Maternité de Paris. 1891, 1 vol. in-18 de 300 pages................ **3** fr. **50**

De la grossesse tubaire, par le Dr Jouon. 1892, gr. in-8, 120 pages................ **3** fr. **50**

Clinique obstétricale et gynécologique, par Simpson et Chantreuil. 1874, 1 vol. gr. in-8 de 820 p., avec fig............. **12** fr.

Conseils aux mères, sur la manière d'élever les enfants nouveau-nés, par le Dr Donné. 8e *édition*. 1894, 1 vol. in-16, 378 pages, cartonné................ **4** fr.

La rougeole et la scarlatine dans la grossesse et les suites de couches, par le Dr Tornery. 1891, 1 v. gr. in-8 de 370 p. **8** fr.

Hygiène de la jeune mère et du nouveau-né, par le Dr Binet. 1894, 1 vol. in-16 de 144 pages................ **2** fr.

Hygiène de la jeune fille, par le Dr Coriveaud. 1882, 1 vol. in-16 de 244 pages................ **3** fr. **50**

La femme et la génération, par Mme Gensse, sage-femme de 1re classe. 1893, 1 vol. in-16 de 120 p., avec 30 fig......... **2** fr.

La femme stérile, par le Dr Dechaux. 2e *édition*. 1888, 1 vol. in-16 de 214 pages................ **2** fr.

L'âge de retour, par le Dr Mayer. 1888, 1 vol. in-16 de 256 p. **2** fr.

Histoire philosophique et médicale de la femme, par Menville. 1858, 3 vol. in-8................ **10** fr.

MALADIES DES ENFANTS

Manuel pratique des maladies de l'enfance, par les Drs Des-
PINE et PICOT, professeurs à la Faculté de médecine de Genève.
5e *édition.* 1894, 1 vol. in-18 de 916 p. cart.............. **10 fr.**

Traité pratique des maladies des nouveau-nés, des enfants à
la mamelle et de la seconde enfance, par le Dr BOUCHUT. 8e *édition.* 1884, 1 vol. in-8 de 1128 pages, avec 179 figures... **18 fr.**

Clinique de l'hôpital des Enfants-Malades, par le Dr BOUCHUT.
1885, 1 vol. in-8 de 780 pages........................... **8 fr.**

Hygiène de la première enfance, guide des mères pour l'allai-
tement, le sevrage, le choix de la nourrice, par le Dr BOUCHUT.
8e *édition.* 1885, 1 vol. in-16 de 460 p., avec 53 fig...... **3 fr. 50**

La santé des enfants, par le Dr CORIVEAUD. 1890, 1 vol. in-16 de
350 pages... **3 fr. 50**

Les maladies de la première enfance, premiers soins avant
l'arrivée du médecin, par le Dr E. JACQUEMET, médecin inspecteur
des enfants du premier-âge. 1892, 1 vol. in-16 de 175 pages **2 fr.**

Les maladies de l'enfance, traitement homœopathique, par le
Dr M. JOUSSET. 1888, 1 vol. in-16 de 443 pages......... **3 fr. 50**

Précis d'hygiène de la première enfance, par le Dr ROUVIER,
professeur à la Faculté de médecine de Beyrouth. Préface du
Dr BUDIN, professeur agrégé à la Faculté de médecine de Paris.
1883, 1 vol. in-18 de 500 pages avec figures, cart.......... **6 fr.**

Conseils aux mères sur la manière de nourrir leurs enfants et
de se nourrir elles-mêmes, par le Dr BACHELET. 1 vol. in-18 de
278 pages, cart.. **4 fr.**

Le lait, préface du Dr BUDIN. 1893, 1 vol. in-18 de 350 pages et
figures, par le Dr ROUVIER............................. **3 fr. 50**

La première enfance, par le Dr PÉRIER. 4e *édition.* 1891, 1 vol.
in-16, 212 p., avec fig................................. **2 fr.**

La seconde enfance, par le Dr PÉRIER. 1888, 1 volume in-16 de
236 pages... **2 fr.**

Hygiène de l'adolescence, par le Dr PÉRIER. 1890, 1 vol. in-16
de 172 pages... **2 fr.**

L'art de soigner les enfants malades, par le Dr PÉRIER. 1891,
1 vol. in-16.. **2 fr.**

Les enfants aux bains de mer, par le Dr MONTEUUIS. 1889,
1 vol. in-18 de 150 pages, avec figures................... **2 fr.**

Thérapeutique des maladies chirurgicales des enfants, par
le Dr HOLMES. 1870, 1 vol. in-8 de 917 pages, avec 330 fig. **16 fr.**

L'athétose double et les chorées chroniques de l'enfance,
par le Dr AUDRY. 1892, 1 vol. in-8 de 441 p., avec 3 pl... **10 fr.**

Oxygénation des nouveau-nés, par le Dr LANDAIS. 1892, gr.
in-8, 139 p... **3 fr. 50**

L'examen du lait des nourrices, par le Dr GERSON. 1892, grand
in-8... **3 fr.**

De la protection des enfants du premier âge, par le Dr COUR-
TAULT. 1894, gr. in-8, 140 pages...................... **3 fr. 50**

DERMATOLOGIE

Traité pratique et descriptif des maladies de la peau, par ALFRED HARDY, professeur à la Faculté de médecine de Paris. 1886, 1 vol. in-8 de 1228 pages, avec figures.............. **18** fr.

Iconographie photographique des maladies de la peau, par G.-H. Fox, professeur de dermatologie à New-York. 1882, 1 vol. in-4 avec 48 pl. photographiées coloriées, cart.......... **100** fr.

Les maladies de la peau chez les enfants, par le Dr CAILLAUT. 1 vol. in-18 de 400 pages............................. **3** fr. **50**

Traité des dermatoses, par le Dr DUCHESNE-DUPARC. 1862, 1 vol. in-16.. **5** fr.

De la dermatite herpétiforme de Dühring chez l'enfant, par le Dr THILLIEZ. 1895, gr. in-8, 94 p., avec 1 pl. col....... **3** fr. **50**

Épithéliome et Lupus, par le Dr DESBONNETS. 1894, gr. in-8, 130 p., avec 3 pl.................................... **3** fr. **50**

L'herpétisme, par le Dr GIGOT-SUARD. 1870, 1 vol. grand in-8 de 468 pages,.. **8** fr.

SYPHILIGRAPHIE

Traité pratique des maladies vénériennes, par le Dr L. JULLIEN, chirurgien de Saint-Lazare. 2e *édition*. 1886, 1 vol. gr. in-8 de 1260 p., avec 246 figures........................ **20** fr.

Leçons sur les maladies vénériennes, professées à l'hôpital du Midi, par le Dr MAURIAC. *Syphilis primitive et syphilis secondaire*. 1883, 1 volume in-8 de 1072 pages.................... **18** fr.

Nouvelles leçons sur les maladies vénériennes, professées à l'hôpital du Midi, par le Dr MAURIAC. *Syphilis tertiaire et syphilis héréditaire*. 1890, 1 vol. in-8 de 1168 pages............. **20** fr.

Leçons sur la syphilis, faites à l'hôpital de Lourcine, par le professeur CORNIL. 1876, 1 vol. in-8 de 482 p. avec 9 pl...... **10** fr.

Lettres sur la syphilis, par le Dr RICORD. 3e *édition*. 1883, 1 vol. in-18 jésus de 558 pages............................. **3** fr. **50**

La syphilis, par le Dr TARTENSON. 1 vol. in-18 de 238 pages. **3** fr.

Des maladies vénériennes et leur traitement homœopathique, par le Dr SIMON. 1860, 1 vol. in-18 jésus de 744 p.... **6** fr.

Traitement hypodermique de la syphilis par les sels mercuriels, par le Dr EUDLITZ. 1893, 1 vol. gr. in-8 de 175 pages. **4** fr.

La syphilis du système nerveux, par le Dr GAJKIEWICZ. 1892, 1 vol. in-8 de 200 pages............................... **5** fr.

Syphilis universelle, origine de toutes nos maladies, par le Dr CONAN. 1894, 1 vol. in-8 de 378 pages.................. **5** fr.

Syphilis et santé publique, par T. BARTHÉLEMY, médecin de Saint-Lazare. 1890, 1 vol. in-16 de 352 pages avec 5 pl...... **3** fr. **50**

Fréquence des maladies vénériennes et moyens de les faire diminuer, par le Dr LAURENT. 1892, gr. in-8, 103 p... **3** fr. **50**

Traité des maladies du système nerveux, par les Drs Hammond et Labadie-Lagrave. 1890, 1 vol. gr. in-8 de 1300 p., avec 116 figures.. **20 fr.**

Traité clinique des maladies de la moelle épinière, par le professeur Leyden. 1879, 1 vol. gr. in-8 de 850 pages..... **14 fr.**

Nervosisme et névroses. Hygiène des énervés et des névropathes, par le Dr Cullerre. 2e édition. 1892, 1 vol. in-16 de 352 pages.. **3 fr. 50**

Du nervosisme aigu et chronique et des maladies nerveuses, par le Dr Bouchut. 1887, 1 vol in-8 de 408 pages.... **6 fr.**

La neurasthénie (épuisement nerveux), par le Dr Bouveret. 2e édition. 1891, 1 vol. in-8 de 600 pages................. **6 fr.**

Les hystériques, actes insolites, délictueux et criminels, par le Dr Legrand du Saulle. 3e édition. 1891, 1 vol. in-8, 625 p. **8 fr.**

Études sur l'hystérie, par le Dr Chairou. 1870, in-8, 143 p. **3 fr.**

L'hystéro-tabes, par le Dr Vires. 1896, gr. in-8, 189 p. **3 fr. 50**

Du réveil des affections anciennes du système nerveux, par le Dr Pauly. 1895, gr. in-8, 147 p., 2 pl................. **3 fr. 50**

Les diplégies cérébrales de l'enfance, par le Dr Rosenthal. 1893, gr. in-8, 160 pages...................................... **4 fr.**

Étude de psycho-physiologie, échomatisme, zoandrie, échokinèse, écholalie, par le Dr Sigaud. 1890, gr. in-8.. **2 fr. 50**

Des méningites microbiennes, par le Dr Adenot. 1890, grand in-8.. **3 fr. 50**

Des méningites suppurées, par le Dr Vaudremer. 1893, grand in-8.. **4 fr.**

De l'élimination des phosphates dans les maladies du système nerveux, par le Dr Voulgre. 1892, gr. in-8, 100 p.. **2 fr.**

Les névralgies et leur traitement, par le Dr Hermel. 1846, grand in-8, 20 pages.. **1 fr.**

De la contracture et de la paralysie idiopathique chez l'adulte, par le Dr Hermel. 1843, gr. in-8, 12 pages................. **50 c.**

Propriétés et fonctions de la moelle épinière, par le professeur Brown-Séquard. 1856, in-8........................... **1 fr.**

La méthode de Brown-Séquard, par Ch. Eloy. 1893, 1 vol. in-16, 300 pages.. **3 fr. 50**

Les maladies de l'esprit, par P.-Max Simon, médecin en chef de l'Asile d'aliénés de Lyon. 1892, 1 vol. in-16 de 350 p... **3 fr. 50**

Le monde des rêves. Le rêve, l'hallucination, le somnambulisme et l'hypnotisme, l'illusion, les paradis artificiels, etc., par le Dr P. Max Simon. 2e édition. 1888, 1 vol. in-16 de 325 p. **3 fr. 50**

Rapports de l'alcoolisme et de la folie, par le Dr Darin. 1896, gr. in-8, 120 p.. **3 fr.**

L'alcoolisme, dangers et inconvénients pour l'individu, la famille et la société, par le Dr Bergeret. 1889, 1 vol. in-16. **3 fr. 50**

Le tabac et l'absinthe, influence sur la santé, par le Dr Jolly. 1887, 1 vol. in-16 de 228 pages................................ **2 fr.**

Traité des maladies mentales, par le Dr DAGONET, médecin de l'Asile Sainte-Anne à Paris. 1894, 1 vol. gr. in-8 de 850 pages, avec 42 photogravures en couleur...................... **20** fr.

Traité pratique des maladies mentales, par le Dr A. CUL-LERRE, médecin de l'Asile des aliénés de la Roche-sur-Yon. 1889, 1 vol. in-18 jésus de 608 pages...................... **6** fr.

Leçons cliniques sur les maladies mentales et sur les maladies nerveuses, professées à la *Salpêtrière*, par le D^r AUG. VOISIN. 1883, 1 vol. gr. in-8 avec fig................. **15** fr.

Traité de la paralysie générale des aliénés, par le D^r AU-GUSTE VOISIN, médecin de l'hospice de la Salpêtrière. 1879, 1 vol. gr. in-8 de 540 p. avec 15 planches...................... **20** fr.

La folie à Paris, par P. GARNIER, médecin en chef de l'infirmerie du Dépôt de la préfecture de police. 1890, 1 volume in-16, 415 pages...................... **3** fr. **50**

Les frontières de la folie, par le Dr CULLERRE. 1888, 1 vol. in-16 de 360 pages...................... **3** fr. **50**

Fous et bouffons, étude physiologique, psychologique et histori-que, par le D. P. MOREAU (de Tours). 1885, 1 vol. in-16 de 300 pages...................... **3** fr. **50**

La folie chez les enfants, par le Dr P. MOREAU (de Tours). 1888, 1 vol. in-16 de 44 pages...................... **3** fr. **50**

Études cliniques sur les maladies mentales et nerveuses, par J. FALRET, médecin de la Salpêtrière. 1889, 1 vol. in-8 de 624 pages...................... **8** fr.

Les aliénés et les asiles d'aliénés, assistance, législation et mé-decine légale, par le Dr FALRET. 1890, 1 volume in-8 de 564 pages...................... **8** fr.

Des maladies mentales et des asiles d'aliénés, par le D^r FAL-RET. 1864, 1 vol. in-8 de 800 pages...................... **11** fr.

Des aliénés. Étude pratique sur la législation et l'assistance qui leur sont applicables, par le Dr FOVILLE. 1870, in-8, 208 p... **3** fr.

La législation relative aux aliénés en Angleterre et en Ecosse, par le Dr FOVILLE. 1885, gr. in-8, 208 pages...... **5** fr.

L'éducation des facultés mentales, par le Dr NOGIER. 1892, 1 vol. in-16 de 175 pages...................... **2** fr.

La grippe et l'aliénation mentale, par le Dr LELEDY. 1891, gr. in-8, 200 pages...................... **4** fr.

Recherches sur le traitement de l'aliénation mentale, par le Dr HERMEL. 1856, in-8, 150 pages................. **2** fr. **50**

Distinction entre l'aliénation mentale et la folie, par le Dr HERMEL. 1856, in-8...................... **1** fr.

La folie érotique, par B. BALL, professeur à la Faculté de méde-cine de Paris. 2e *édition*. 1893, 1 vol. in-16 de 160 pages... **2** fr.

Les Fétichistes, pervertis et invertis sexuels, par le Dr GARNIER. 1895, 1 vol. in-16 de 192 pages...................... **2** fr.

Les morphinomanes, par le Dr GUIMBAIL. 1891, 1 vol. in-16 de 320 pages...................... **3** fr. **50**

L'encéphale, description iconographique du cerveau, du cervelet et du bulbe, par le Dr Gavoy. 1886, 1 vol. in-4 de 200 pages, et 1 atlas de 59 pl. en glyptographie. Ensemble, 2 v. cart. **100 fr.**

Iconographie photographique des centres nerveux, par le Dr J. Luys. 1890, 1 vol. gr. in-4 avec atlas de 70 photographies et 65 schémas lithogr. cart. en 2 vol...................... **100 fr.**

Petit atlas photographique du système nerveux. Le cerveau, par le Dr Luys. 1888, 1 vol. in-18, avec 24 pl. cart. **12 fr.**

Études de physiologie et de pathologie cérébrales. Des actions réflexes du cerveau, par le Dr Luys. 1874, 1 vol. gr. in-8, 288 pages, 2 planches .... **5 fr.**

Le cerveau et l'activité cérébrale, par A. Herzen, professeur à l'Académie de Lausanne. 1887, 1 vol. in-16 de 312 p. **3 fr. 50**

L'encéphale, par les Drs Ball et Luys. 1881-1887, 7 vol. in-8 avec planches.................................... **140 fr.**

Maladies cérébrales et mentales, par le Dr Cotard. 1891, 1 vol. in-8.................................... **8 fr.**

Les troubles de la parole, par le professeur Kussmaul. Introduction par le prof. Benjamin Ball. 1884, 1 vol. in-8 de 375 p. **7 fr.**

Études sur les troubles intellectuels, liés aux lésions du cerveau, par le Dr Lwolf. 1874, grand in-8, 176 pages........ **4 fr.**

Le génie, la raison et la folie, le démon de Socrate, application de la science psychologique à l'histoire, par L.-F. Lélut, membre de l'Institut. 1 vol. in-16 de 348 pages............. **3 fr. 50**

HYPNOTISME

Magnétisme et hypnotisme, au point de vue clinique, physiologique et médico-légal, par le Dr Cullerre. 3º *édition*. 1895, 1 vol. in-16 de 300 p., avec 36 figures .... **3 fr. 50**

La thérapeutique suggestive et ses applications aux maladies nerveuses et mentales, à la chirurgie, à l'obstétrique et à la pédagogie, par le Dr Cullerre. 1893, 1 vol. in-16 de 318 p. **3 fr. 50**

La suggestion mentale et les variations de la personnalité, par les Drs Bourru et Burot, professeurs à l'école de Rochefort. 1895, 1 vol. in-16 de 352 p. avec 15 pl........... **3 fr. 50**

Le somnambulisme provoqué, par le Dr Beaunis. 2e *édition*. 1887, 1 vol. in-16 de 292 pages...................... **3 fr. 50**

Hypnotisme, double conscience et altérations de la personnalité, par le Dr Azam, professeur à la Faculté de Bordeaux. Préface par le prof. Charcot, 1887, 1 vol. in-16 de 284 p. **3 fr. 50**

Hypnotisme et double conscience, origine de leur étude, travaux sur des sujets analogues, par le Dr Azam. 1893, 1 vol. grand in-8 de 375 pages.................................... **9 fr.**

Hypnotisme expérimental. Les émotions dans l'état d'hypnotisme et l'action à distance des substances médicamenteuses ou toxiques, par le Dr Luys. 1880, 1 vol. in-16, 28 pl... **3 fr. 50**

Les somnambules extra-lucides, leur influence au point de vue du développement des maladies nerveuses et mentales par le Dr Laurent de Perry. 1896, gr. in-8, 225 pages.......... **5 fr.**

Dictionnaire de médecine domestique, comprenant la médecine usuelle, l'hygiène journalière, la pharmacie domestique, par le Dr PAUL BONAMI, médecin en chef de l'hospice de la Bienfaisance. 1896, 1 vol. gr. in-8 de 950 pages à deux colonnes avec 702 figures. Broché **16 fr.** — Cartonné. .... **18 fr.**

Nouvelle médecine des familles, à la ville et à la campagne, par le D^r Al. de SAINT-VINCENT. Remèdes sous la main, premiers soins avant l'arrivée du médecin et du chirurgien, art de soigner les malades et les convalescents. 12e *édition*, 1896, 1 vol. in-18 de 456 p., avec 142 fig., cart................................. **4 fr.**

Premiers secours en cas d'accidents et d'indispositions subites, par FERRAND et DELPECH. 4e *édition*, 1890, 1 vol. in-16 de 342 p. avec 86 fig. cart................................... **4 fr.**

Manuel du pédicure, par GALOPEAU. 1878, 1 vol. in-32 de 132 p. avec 28 figures.............................. **2 fr.**

Premiers secours aux malades et aux blessés, par OSBORN. 1894, 1 vol. in-16 de 160 pages.................... **2 fr.**

Premiers secours aux blessés, par le Dr BERNARD. 1870, 1 vol. in-16 de 154 pages, avec 79 figures.................. **2 fr.**

Guide de la garde-malade, par le Dr MONTEUUIS. 1891, 1 vol. in-16 de 160 pages avec figures.................... **2 fr.**

Hygiène des gens du monde, par le Dr A. DONNÉ. 2e *édition*, 1 vol. in-16 de 448 pages........................ **3 fr. 50**

Physiologie et hygiène des écoles et des familles, par le Dr DALTON. 1888, 1 vol. in-16 de 354 p. avec 68 fig., cart. **4 fr.**

Hygiène des familles, par le Dr CORIVEAUD. 1890, 1 vol. in-16 de 320 pages. .... **3 fr. 50**

Le lendemain du mariage. Étude d'hygiène, par le Dr CORIVEAUD. 2e *édition*, 1889, 1 vol. in-16 de 268 pages............ **3 fr. 50**

Histoire des parfums et hygiène de la toilette, par S. PIESSE. 1889, 1 vol. in-16 de 372 p., avec 70 fig., cart............... **4 fr.**

Hygiène de la toilette, par le Dr DEGOIX. 1891, 1 vol. in-16 de 160 pages..................................... **2 fr.**

Hygiène de la table, par le Dr DEGOIX. 1892, 1 vol. in-16 de 160 pages.................................... **2 fr.**

Maladies et médicaments à la mode, par le Dr DEGOIX. 1890, 1 vol. in-16 de 214 pages .... **2 fr.**

Les préjugés en médecine et en hygiène, par le Dr BREMOND. 1892, 1 vol. in-16 de 160 pages..................... **2 fr.**

Les passions et la santé, par le Dr BREMOND. 1892, 1 vol. in-16 de 160 pages..................................... **2 fr.**

Les passions, par le Dr FRÉDAULT. 1 vol. in-16 de 436 p. **3 fr. 50**

L'art de prolonger la vie, par le Dr HUFELAND. 1895, 1 vol. in-18, 350 pages..................................... **3 fr. 50**

Entretiens d'un vieux médecin sur l'hygiène, par le Dr YVAREN. 1882, 1 vol. in-18 jésus de 671 pages............... **5 fr.**

Médecine homœopathique domestique, par Hering et Léon Simon. 7ᵉ *édition*, 1891, 1 vol in-18, 700 pages et 119 fig.. **8 fr.**

Formulaire homœopathique, pour traiter soi-même les maladies, par Prost-Lacuzon. 6ᵉ *édition*, 1889, 1 vol. in-18 de 383 p. **6 fr.**

La pratique de l'homœopathie simplifiée, par Espanet. 4ᵉ *édition*, 1894, 1 vol. in-16 de 440 p. cart..................... **4 fr.**

Premières notions d'homœopathie, à l'usage des familles, par le Dʳ Claude. 3ᵉ *édition*, 1894, 1 vol. in-18 de 200........ **2 fr.**

L'homœopathie des gens du monde, par le Dʳ Hoffmann. 1890, 1 vol. in-16 de 142 pages.. **2 fr.**

L'homœopathie mise à la portée de tout le monde, par Oriard. 3ᵉ *édition*, 1 vol. in-18 de 370 pages.................... **3 fr. 50**

Éléments de médecine pratique contenant le traitement homœopathique de chaque maladie, par P. Jousset. 1877, 2 vol. in-8 **12 fr.**

Traité élémentaire de matière médicale et de thérapeutique positive, par le Dʳ P. Jousset. 1884, 2 volumes in-8..... **18 fr.**

Clinique médicale, par Jousset. 1877-1886, 2 v. gr. in-8. **16 fr. 50**

Guide du médecin homœopathe au lit du malade, par Hirschel et V. Léon Simon. 1874, 1 vol. in-18 de 540 pages.... **5 fr.**

Systématisation pratique de la matière médicale homœopathique, par le Dʳ Teste. 1853, 1 vol. in-8 de 610 pages. **8 fr.**

Comment on devient homœopathe, par le Dʳ Teste. 3ᵉ *édition*, 1873, 1 vol. in-18 jésus de 322 pages.................. **3 fr. 50**

Exposition de la doctrine médicale homœopathique, par le Dʳ Hahnemann. 5ᵉ *édition*, 1873, 1 vol. in-8 de 640 pages.. **8 fr.**

Traité de matière médicale homœopathique, par Hahnemann. Traduit par Léon Simon. 1891, 4 vol. in-8......... **32 fr.**

Études de médecine homœopathique, par Hahnemann. 1865, 2 vol. in-8.. **14 fr.**

Manuel de thérapeutique, selon la méthode de Hahnemann, par Hughes, Guérin-Méneville, 1881; 1 vol. in-18 de 668 pages.. **6 fr.**

La médecine homœopathique. Thérapeutique et pharmacodynamique, par Griesselich. 1 vol. in-18.............. **3 fr. 50**

Conférences sur l'homœopathie, par Granier. 1 vol. in-8. **5 fr.**

Cours d'homœopathie, par La Pommerais. 1 vol. in-8.... **4 fr.**

Observations pratiques de Hahnemann, par Parseval. 1860, 1 vol. in-8 de 400 pages.. **6 fr.**

Principes et règles qui doivent guider dans la pratique de l'homœopathie, par Jahr. 1857, 1 vol. in-8, 528 pages... **7 fr.**

Traitement homœopathique des maladies des organes de la digestion, par Jahr. 1859, 1 vol. in-18 jésus de 520 p. **6 fr.**

Traitement homœopathique des organes de la respiration, par le Dʳ Chárgé. 1878, 1 vol. in-18 de 460 pages......... **6 fr.**

La goutte, traitement homœopathique, par le Dʳ Weber. In-16. **2 fr.**

Traité théorique et pratique de l'électro-homœopathie, par Genty de Bonqueval. 2ᵉ *édition*. 1891, 1 vol. in-8 de 352 p. **5 fr.**

Nouveaux éléments d'hygiène, par JULES ARNOULD, professeur d'hygiène à la Faculté de médecine de Lille. 3e *édition*, 1895, 1 vol. gr. in-8 de 1224 pages, avec 260 figures, cart...... **20** fr.

Traité élémentaire d'hygiène, par le Dr A. BESSON, médecin militaire et Ch. ROBINET, professeur au lycée de Chartres. 1896, 1 vol. in-8 de 248 pages, avec 76 figures.............. **3** fr. **50**

Précis d'hygiène publique, par le Dr BEDOIN, médecin-major de l'armée. Introduction par le professeur P. BROUARDEL. 1891, 1 vol. in-18 de 321 p. avec 70 fig. cart..................... **5** fr.

Traité d'hygiène publique et privée, par le Dr Michel LÉVY. 6e *edition*. 1879, 2 vol. gr. in-8, ensemble 1909 p. avec fig. **20** fr.

Cours élémentaire d'hygiène, par le Dr PERRUSSEL. 1873, 1 vol. in-18 de 152 pages, cartonné..................... **1** fr. **25**

Annales d'hygiène publique et de médecine légale, par BERTIN-SANS, CHARRIN, L. COLIN, DU MESNIL, GARNIER (de Nancy), P. GARNIER, CH. GIRARD, HUDELO, JAUMES, LACASSAGNE, G. LAGNEAU, L'HOTE, MACÉ, MORACHE, MOTET, POUCHET, REUSS, RIANT, THOINOT, TOURDES, CH. VIBERT. Directeur de la rédaction, le professeur Paul BROUARDEL (de l'Institut), président du Comité consultatif d'hygiène, doyen de la Faculté de médecine de Paris.

— PREMIÈRE SÉRIE. Années 1829-1853, 50 volumes in-8... **500** fr.

Tables alphabétiques des matières et des auteurs, in-8... **3** fr. **50**

— SECONDE SÉRIE. Années 1854-1878, 50 volumes in-8.... **500** fr.

Tables alphabétiques des matières et des auteurs, in-8... **3** fr. **50**

TROISIÈME SÉRIE. Années 1879 à 1896, 36 volumes in-8... **396** fr.
Paraît tous les mois par fascicules de 96 pages, in-8.

. Prix de l'abonnement annuel

Paris.. **22** fr. — Départements. **24** fr. — Union postale. **25** fr.

Comité consultatif d'hygiène publique de France (Recueil des travaux). 1872-1893. 24 volumes in-8............... **210** fr.

Le congrès international d'hygiène de Paris, par BROUARDEL et REUSS. 1889, 1 vol. in-8...................... **3** fr.

Traité d'hygiène militaire, par le Dr MORACHE, médecin inspecteur de l'armée. 2e *édition*, mise au courant des progrès de l'hygiène générale et des nouveaux règlements de l'armée. 1886, 1 vol. in-8 de 936 p., avec 173 figures............... **15** fr.

La vie du soldat au point de vue de l'hygiène, par le Dr RAVENEZ. 1889, 1 vol. in-16 de 375 pages avec figures.... **3** fr. **50**

Traité d'hygiène navale, par le prof. FONSSAGRIVES. 2e *édition*, 1877, 1 vol. in-8 de 920 pages, avec 145 figures.......... **15** fr.

Hygiène navale, par le Dr MAHÉ. 1 vol. in-18 de 451 p. **3** fr. **50**

Traité d'hygiène générale, par le Dr MOTARD. 1868, 2 vol. in-8, 1900 pages..........................,............... **16** fr.

Hygiène religieuse et scientifique, par le Dr ALLIOT. 1891, 1 vol. in-16 de 184 pages............................. **2** fr.

Hygiène et assainissement des villes, par le Dr Fonssa-
Grives. 1874, 1 vol. in-8.. **8** fr.

Les maisons d'habitation, leur construction et leur aménage-
ment selon les règles de l'hygiène, par Corfield. 1889, 1 vol. in-16
de 160 pages, avec 54 fig... **2** fr.

L'hygiène à Paris, l'habitation du pauvre, par le D[r] Du Mesnil.
1890, 1 vol. in-16 de 250 p.. **3** fr. **50**

Le chauffage et les applications de la chaleur dans l'industrie
et l'économie domestique, par J. Lefèvre. 1893, 1 volume in-16
de 355 pages avec 188 fig., cartonné................................. **4** fr.

Les poisons de l'air, l'acide carbonique et l'oxyde de carbone,
asphyxie et empoisonnements, par N. Gréhant. 1890, 1 vol. in-16
de 320 p. avec fig... **3** fr. **50**

Les nouvelles institutions de bienfaisance, les dispensaires
pour enfants malades, l'hospice rural, par le Dr Foville. 1888,
1 vol. in-16 de 300 p., avec 10 pl.................................. **3** fr. **50**

Les hôpitaux, construction et organisation, par le Dr Cowles.
1887, in-8, 60 pages, avec 15 figures............................... **2** fr.

Hôpitaux sous tente, par le Dr Schätz. 1870, in-8, 70 pa-
ges... **2** fr. **50**

De l'assistance publique et des hôpitaux jusqu'au xixe siècle,
par Tollet. 1890, 1 vol. in-4, avec figures et 32 planches..... **30** fr.

Les édifices hospitaliers, depuis leur origine jusqu'à nos
jours, par Tollet. Préface par le professeur P. Brouardel. 1892,
1 beau vol. in-folio de 320 pages, avec 300 figures........ **80** fr.

Les hôpitaux modernes au XIXe siècle, par Tollet. 1894,
1 vol. in-4 de 334 p., avec 228 fig. et plans............... **50** fr.

Les cimetières, au point de vue de l'hygiène et de l'administration,
par Bertoglio. 1889, 1 vol. in-16 de 280 pages........... **3** fr. **50**

L'hygiène dans les petites villes, par Carlier. 1893, in-8.. **2** fr.

Hygiène publique. Rapports de la commission d'assainissement
de Paris, par Hermel. 1882, gr. in-8, 31 p.................... **1** fr.

Résultats de l'irrigation de la plaine de Gennevilliers par les
eaux d'égouts de Paris, par Hermel. 1877, gr. in-8, 16 pages **75** c.

Secours aux noyés, asphyxiés et blessés. Organisation du
service à Paris, par Damico. 1895, gr. in-8, 186 pages.. **3** fr. **50**

Précis d'hygiène industrielle, par le Dr F. Bremond. 1893, 1 vol.
in-18 de 284 pages, avec 122 figures........................ **5** fr.

Hygiène des professions et des industries, par le Dr Layet.
1875, 1 volume in-12 de 560 pages........................... **5** fr.

Traité pratique d'hygiène industrielle et administrative,
par le Dr Vernois. 1860, 2 vol. in-8 de chacun 700 pages. **16** fr.

De la tuberculose chez les ouvriers en soie, par le Dr Givre. 1890,
gr. in-8, 186 pages... **3** fr. **50**

Traité d'hygiène thérapeutique, par le Dr Ribes. 1860, 1 vol.
in-8, 828 pages.. **10** fr.

HYGIÈNE SCOLAIRE. — GYMNASTIQUE

L'hygiène à l'école, par le Dr COLLINEAU. 1889, 1 vol. in-16 de 314 pages, avec 50 figures................................ **3** fr. **50**

Hygiène des lycées, par le Dr TROUILLET. 1892, gr. in-8, 132 pages.. **3** fr. **50**

Le surmenage intellectuel et les exercices physiques, par le Dr RIANT. 1889, 1 vol. in-16 de 312 pages............. **3** fr. **50**

Hygiène du cabinet de travail, par le Dr RIANT. 1883, 1 volume in-16.................................... **2** fr. **50**

Hygiène des orateurs, par le Dr RIANT. 1888, 1 vol. in-16 de 300 pages.. **3** fr. **50**

Hygiène de l'esprit, physiologie et hygiène des hommes livrés aux travaux intellectuels, par RÉVEILLÉ-PARISE et CARRIÈRE. 1881, 1 vol. in-16 de 435 pages..................... **3** fr. **50**

Les exercices du corps, le développement de la force et de l'adresse, par COUVREUR. 1889, 1 vol. in-16 de 351 p. **3** fr. **50**

Le mouvement et les exercices physiques, par le Dr DUPUY. 1893, 1 vol in-8 de 344 p. avec 139 fig.............. **5** fr.

La gymnastique et les exercices physiques, par le Dr LEBLOND. 1888, 1 vol. in-18 jésus de 492 p. avec 80 fig. cart......... **4** fr.

La gymnastique à la maison, à la chambre et au jardin, par ANGERSTEIN et ECKLER. 1892, 1 vol. in-16 de 160 pages, avec 55 figures................................ **2** fr.

La gymnastique des Demoiselles, par ANGERSTEIN et ECKLER. 1892, 1 vol. in-16 de 160 pages, avec 50 figures.. **2** fr.

La gymnastique, par le Dr COLLINEAU. 1884, 1 vol. in-8 de 824 pages.............................. **10** fr.

HYGIÈNE ALIMENTAIRE

Hygiène alimentaire des malades, des convalescents et des valétudinaires, par le Dr FONSSAGRIVES. 3e *édition*. 1881, 1 vol. in-8 de 670 pages.................... **9** fr.

Traité de l'alimentation, par le D^r CYR. 1881, 1 vol. in-8. **8** fr.

Le végétarisme et le régime végétarien rationnel, par le Dr BONNEJOY. Introduction par le Dr DUJARDIN-BEAUMETZ. 1891, 1 vol. in-16 de 342 pages.................... **3** fr. **50**

Le régime de Pythagore. De la sobriété, par CORNARO. Conseils pour vivre longtemps. 1889, 1 vol. in-18 jésus. **3** fr. **50**

Le cuivre et le plomb, dans l'alimentation et l'industrie, au point de vue de l'hygiène, par le prof. A. GAUTIER. 1890, 1 vol. in-16 de 310 pages........................ **3** fr. **50**

Les aliments d'épargne, alcool, boissons aromatiques, café, thé, coca, cacao, maté, par le Dr MARVAUD. 1874, 1 volume in-8. **6** fr.

Le lait et le régime lacté, par le Dr MALAPERT DU PEUX. 1890, 1 vol. in-16 de 160 pages....................... **2** fr.

Les boissons hygiéniques, par ZABOROWSKI. 1889, 1 vol. in-16 de 160 pages, avec 24 figures.............. **2** fr.

Précis de médecine légale, par le D^r Ch. Vibert, médecin-expert près les tribunaux de la Seine, introduction par le professeur Brouardel. 4e *édition*, 1896, 1 vol. in-8 de 912 p., avec 87 fig. et 5 pl. en chromos... **10 fr.**

Manuel complet de médecine légale, par Briand et Chaudé, contenant un *Traité élémentaire de chimie légale*, par J. Bouis. 10e *édition*. 1879, 2 vol. gr. in-8........................... **24 fr.**

Cours de médecine légale de la Faculté de Médecine de Paris, par le professeur P. Brouardel. 4 vol. in-8.

— **La mort et la mort subite.** 1895, 1 vol. in-8 de 500 p.　**9 fr.**

— **Les asphyxies par les gaz, les vapeurs et les anesthésiques.** 1896, 1 vol. in-8 de 416 p. avec fig. et 8 planches.　**9 fr.**

— **La pendaison, la strangulation, la suffocation et la submersion.** 1896, 1 vol. in-8 de 500 p. avec figures et planches. **12 fr.**

— **La mort par les explosifs.** 1897, 1 vol. in-8, avec fig. et pl.

Le secret médical. Honoraires, mariage, assurances sur la vie, déclaration de naissance, expertise, témoignage, etc.. par P. Brouardel, doyen de la Faculté de médecine de Paris. 2e *édition*. 1893, 1 vol. in-16 de 300 pages.......................... **3 fr. 50**

Des causes d'erreur dans les expertises d'attentats à la pudeur, par le prof. Brouardel. 1884, 1 vol. in-8, 60 p... **1 fr. 50**

Médecine légale : attentats aux mœurs, avortement, blessures, empoisonnement, folie, identité, infanticide, maladies accidentelles, pendaison, par le prof. A. Tardieu. 9 volumes in-8...... **54 fr.**

— **Étude médico-légale sur les attentats aux mœurs.** 7e *édition*. 1878, 1 vol. in-8 de 240 p., avec 5 planches... **5 fr.**

— **Étude médico-légale sur l'avortement** et les grossesses fausses et simulées. 4e *édition*. 1881, 1 vol. in-8 de vii-300 p.　**4 fr.**

— **Étude médico-légale sur les blessures.** 1879, 1 vol. in-8 de 480 pages.. **6 fr.**

— **Étude médico-légale et clinique sur l'empoisonement.** 2e *édition*. 1875, 1 vol. in-8 de 1,072 p. avec 2 pl. et 52 fig.　**14 fr.**

— **Étude médico-légale sur la folie.** 2e *édition*. 1880, 1 vol. in-8 de 610 pages, avec 15 fac-similés d'écriture d'aliénés....... **7 fr.**

— **Étude médico-légale sur l'infanticide.** 2e *édition*. 1888, 1 vol. in-8 de 372 p., avec 3 planches coloriées........... **6 fr.**

— **Étude médico-légale sur les maladies accidentellement ou involontairement produites,** par imprudence, négligence ou transmission contagieuse. 1878, 1 vol. in-8 de 300 pages.　**4 fr.**

— **Étude médico-légale sur la pendaison, la strangulation et la suffocation.** 2e *édition*. 1879, 1 vol. in-8 de 365 p. **4 fr.**

— **Étude médico-légale de l'identité,** dans ses rapports avec les vices de conformation des organes sexuels. 2e *édition*, 1874, 1 vol. in-18 de 176 pages... **3 fr.**

Conférences pratiques de médecine légale, par le Dr Clément. 1880, gr. in-8. .... **4 fr.**

L'anthropologie criminelle, par X. Francotte, professeur à l'Université de Liège. 1891, 1 volume in-16 de 320 pages avec 50 figures... **3 fr. 50**

L'anthropologie criminelle et la responsabilité médico-légale, par le Dr Dortel. 1891, 1 vol. in-8 de 181 pages......... **4 fr.**

De la criminalité en France et en Italie, par le Dr Bournet. 1884, gr. in-8, 153 pages............................... **4 fr.**

Des aliénés criminels, par le Dr Allaman. 1892, grand in-8, 181 pages.................................... **4 fr.**

De la criminalité chez les Arabes, par le Dr Kocher. 1884, 1 vol. grand in-8 de 244 pages....................... **5 fr.**

Alcoolisme et criminalité. Traitement médical de l'ivrognerie et de l'ivresse, par le Dr Gallavardin. 1889, 1 vol. in-8 de 226 pages................................... **3 fr.**

Les irresponsables devant la justice, par le Dr Riant. 1888, 1 vol. in-16 de 306 pages............................ **3 fr. 50**

Les tatouages, par le Dr Lacassagne. 1881, in-8, avec 36 planches.. **5 fr.**

La névrose traumatique. Étude médico-légale sur les blessures produites par les accidents de chemins de fer et de voitures, par le Dr Vibert. 1893, 1 vol. in-8 de 171 p.... **5 fr.**

Considérations médico-légales sur les troubles fonctionnels consécutifs aux traumatismes simulés ou exagérés, par le Dr Legrain. 1894, in-8, 44 pages...................... **1 fr. 50**

De l'avortement au point de vue médico-légal, par le Dr Gallard. 1878, in-8, 135 pages............................ **3 fr.**

Les signes de la mort et les moyens de prévenir les inhumations prématurées, par le Dr Bouchut. 3e *édition.* 1883, 1 volume in-8.. **3 fr. 50**

Études sur la Morgue, par le Dr Gavinzel. 1882, in-8. **1 fr. 50**

Statistique de la Morgue, par le Dr Foley. 1880, in-8... **2 fr.**

Traité de jurisprudence médicale et pharmaceutique, par le Dr Dubrac. 2e *édition,* comprenant le commentaire de la loi du 30 novembre 1892 sur l'exercice de la médecine. 1893, 1 vol. in-8 de 800 pages............................... **12 fr.**

Jurisprudence vétérinaire, traité des vices rédhibitoires dans les ventes et échanges d'animaux domestiques, par Gallier. 3e *édition.* 1886, 1 vol. in-8 de 791 pages................ **8 fr.**

Médecine légale vétérinaire, par Gallier, 1895, 1 vol. in-18, cart... **5 fr.**

Précis de toxicologie, par le Dr Chapuis. 2e *édition.* 1889, 1 vol. in-18, 700 p. avec 54 figures, cartonné............. **8 fr.**

Le laboratoire de toxicologie, méthodes d'expertises toxicologiques, travaux du laboratoire, par P. Brouardel et Ogier. 1891, 1 vol. gr. in-8 de 248 pages avec 30 figures......... **8 fr.**

Des asphyxies toxiques, par le Dr Artigalas. 1883, in-8, 211 pages... **3 fr. 50**

Histoire des sciences médicales, comprenant l'anatomie, la physiologie, la médecine, la chirurgie et les doctrines de pathologie générale, par Ch. Daremberg. 1870, 1 vol. in-8.... **20** fr.

Précis de l'histoire de la médecine, par le Dr Bouillet. Introduction par le prof. Laboulbène. 1888, 1 vol. in-18 de 366 p. **6** fr.

Histoire de la médecine, par Frédault. 2 vol. in-8..... **10** fr.

Le Centenaire de la Faculté de Médecine de Paris, Histoire et Biographie médicales, par le Dr A. Corlieu. 1896, 1 vol. in-4 illustré de nombreux portraits...................... **100** fr.

Histoire de la chirurgie française au XIXe siècle, par le Dr J. Rochard. 1875, 1 volume in-8 de 809 pages........ **12** fr.

La médecine à travers les siècles. Histoire et philosophie, par Guardia. 1865, 1 vol. in-8 de 800 pages................. **10** fr.

Médecine vieille et médecine nouvelle, par le professeur Semmola. 1881, in-8, 109 pages.......................... **2** fr. **50**

Études sur les maladies nouvelles et les maladies éteintes, par Anglada. 1869, 1 vol. in-8. de 700 pages............... **8** fr.

Œuvres complètes d'Hippocrate, traduction, par E. Littré, avec le texte en regard. 1839-1841, 10 vol. in-8........ **100** fr.

Œuvres d'Oribase, texte grec, traduit en français, et annoté par Daremberg. 1876, 6 volumes in-8..................... **72** fr.

Œuvres de Rufus d'Ephèse. Traduites en français, par Ch. Daremberg et Emile Ruelle. 1880, 1 vol. gr. in-8 de 678 p.. **12** fr.

Œuvres anatomiques, physiologiques et médicales de Galien, traduites par Ch. Daremberg. 2 vol. gr. in-8....... **20** fr.

La médecine grecque depuis Asclépiade jusqu'à Galien, par Tsintsiropoulos. 1892, gr. in-8........................ **4** fr.

Les médecins grecs depuis la mort de Galien jusqu'à la chute de l'Empire d'Occident, par le Dr Corlieu. 1885, in-8 .. **5** fr.

Médecine et mœurs de l'ancienne Rome, d'après les poètes latins, par le Dr Dupouy. 1891, 1 vol. in-16......... **3** fr. **50**

L'École de Salerne. Traduction en vers français, par Ch. Meaux Saint-Marc, avec le texte latin, introduction par le Dr Daremberg. 1888, 1 vol. in-18 jésus de 600 pages avec figures.......... **7** fr.

L'obstétrique en Occident pendant le Moyen-Age et la Renaissance, par le Dr Audureau. 1892, 1 vol. gr. in-8.. **7** fr. **50**

L'obstétrique au XVIIe et au XVIIIe siècle, par le Dr Placet. 1892, in-8, 190 pages avec 8 planches..................... **6** fr.

Lettres philosophiques et historiques sur la médecine au XIXe siècle, par Renouard. 1861, 1 vol. in-8 de 540 p. **3** fr. **50**

Principes de philosophie positive, par Auguste Comte et Littré (de l'Institut). 1890, 1 vol. in-16 de 268 pages.. **3** fr. **50**

Scènes de la vie médicale, par le Dr Cyr. 1888, 1 vol. in-16 de 300 pages....................,.................... **3** fr. **50**

Les quatre points cardinaux de la médecine, par le Dr Dechaux. 1881, 1 vol. in-16 de 450 pages................. **5** fr.

Nouveaux éléments d'anatomie descriptive et d'embryologie, par H. BEAUNIS et A. BOUCHARD. 5e *édition*, 1894, 1 vol. gr. in-8 de 1072 pages avec 557 figures, la plupart coloriées (*Tirage en 8 couleurs*), cartonné...................................... **25** fr.

Précis d'anatomie et de dissection, par BEAUNIS et BOUCHARD. 1877, 1 vol. in-18 de 450 pages...................... **4** fr. **50**

Atlas manuel d'anatomie, par E. CUYER, prosecteur de M. le professeur Mathias DUVAL. 1895, 1 atlas gr. in-8 de 27 planches coloriées, découpées et superposées, cartonné............ **40** fr.

Le corps humain. Structure et fonctions, démontrées à l'aide de planches coloriées, découpées et superposées, par CUYER et KUHFF. 1 vol. gr. in-8 de 379 pages de texte et 1 atlas de 27 planches coloriées. Ensemble 2 volumes cartonnés................ **75** fr.

Atlas manuel d'anatomie descriptive du corps humain, par le Dr PRODHOME. 1890, 1 vol. in-18 avec 135 planches.... **10** fr.

Anatomie et physiologie animales, suivies des tableaux de classification du règne animal, par Mathias DUVAL et P. CONSTANTIN. 2e *édition*, 1894, 1 vol. in-8, 580 pages, avec 472 figures. **6** fr.

Anatomie artistique du corps humain, Planches par le Dr FAU, texte avec figures par E. CUYER. 2e *édition*. 1896, in-8, 208 p. avec 16 pl. — Fig. noires, 6 fr. — Fig. coloriées.............. **12** fr.

Le corps humain, structure et fonctions, par E. COUVREUR. 1892, 1 vol. in-16 de 368 pages avec 120 figures............. **3** fr. **50**

Programmes, épreuves pratiques et questionnaires d'anatomie et d'histologie, questions posées au 2e examen du doctorat en médecine, par HAMONAIDE. 1895, in-18, 106 pages **1** fr. **50**

Leçons d'anatomie générale, faites au Collège de France, par L. RANVIER *Appareils nerveux terminaux des muscles de la vie organique*. 1880, 1 vol. in-8 de 536 pages.............. **10** fr.

— *Terminaisons nerveuses sensitives*. 1881, 1 vol. in-8 de 447 p.. **10** fr.

Anatomie comparée du système nerveux, dans ses rapports avec l'intelligence, par LEURET et GRATIOLET. 1857, 2 vol. in-8 et atlas de 32 pl. in-fol. Fig. noires. **48** fr. — Fig. color... **96** fr.

Anatomie des centres nerveux, par le prof. EDINGER. 1889, 1 vol. in-8 de 258 pages, avec 143 figures................. **8** fr.

L'évolution du système nerveux, par le prof. BEAUNIS. 1890, 1 vol. in-16 de 320 pages avec 237 figures............. **3** fr. **50**

Des nerfs du cœur, par le Dr REYNIER. 1880, in-8, 171 p.. **4** fr.

Developpement de la portion sus-diaphragmatique du tube digestif, par le Dr REYNIER. 1883, in-8, 112 pages. **2** fr. **50**

Développement de la colonne vertébrale, par le Dr PLANTEAU. 1883, in-8, 116 pages et 1 planche.................... **2** fr. **50**

Traité d'embryologie, par F. BALFOUR. 1885, 2 vol. in-8 de 1351 pages avec 740 figures.................................. **30** fr.

Aide-mémoire d'embryologie, par le prof. GIRARD. 1895, 1 vol. in-18 de 300 p., avec fig. cart........................... **3** fr.

Principes d'embryogénie, de zoogénie, de tératogénie, par le Dr SERRES. 1895, 1 vol. in-4, 942 pages avec 26 planches.. **15** fr.

Cours de physiologie, par Mathias Duval, professeur à la Faculté de médecine de Paris. 7ᵉ *édition* du cours de Kuss et Duval. 1892, 1 vol. in-8 de 752 p. avec 220 fig...................... **9** fr.

Nouveaux éléments de physiologie humaine, comprenant les principes de la physiologie comparée et de la physiologie générale par H. Beaunis, professeur à la Faculté de médecine de Nancy. 3ᵉ *édition*, 1888, 2 vol. gr. in-8 de 1484 p., avec 513 fig., cartonné.. **25** fr.

Manipulations de physiologie, guide pour les travaux pratiques, par L. Fredericq. 1892, 1 vol. gr. in-8 de 300 pages avec 300 figures, cartonné .... **10** fr.

Cours de physiologie. Programme sommaire, par le professeur Ch. Richet. 1890, 1 vol. in-18 de 350 pages........... **3** fr. **50**

Traité de physiologie comparée, par le prof. G. Colin, membre de l'Académie de médecine. 3ᵉ *édition.* 1888, 2 vol. gr. in-8, avec figures... **28** fr.

Physiologie, par Claude Bernard, de l'Institut, professeur au Muséum et au Collège de France. 15 volumes in-8, avec fig. **108** fr.

Leçons de physiologie expérimentale appliquée à la médecine. 1855. 2 vol. in-8. 14 fr.

Leçons sur les effets des substances toxiques et médicamenteuses. 1857, 1 vol. in-8. 7 fr.

Leçons sur la physiologie et la pathologie du système nerveux. 1858, 2 vol. in-8. 14 fr.

Leçons sur les propriétés physiologiques et les altérations pathologiques des liquides de l'organisme. 1859; 2 vol. in-8... 14 fr.

Leçons de pathologie expérimentale. 1880, 1 vol. in-8 .... 7 fr.

Leçons sur les anesthésiques et sur l'asphyxie. 1875, 1 vol. in-8.............. 7 fr.

Leçons sur le diabète. 1877, 1 vol. in-8........................ 7 fr.

Leçons sur les propriétés des tissus vivants. 1866, 1 vol. in-8............... 8 fr.

Leçons de physiologie opératoire. 1879, 1 vol. in-8...................... 8 fr.

Leçons sur les phénomènes de la vie communs aux animaux et aux végétaux. 1878, 2 vol. in-8... 15 fr.

L'œuvre de Claude Bernard. Introduction par Mathias Duval, notices par E. Renan, Paul Bert et Armand Moreau, table alphabétique, bibliographie. 1881, 1 vol. in-8... 7 fr.

La science expérimentale, par Claude Bernard. 3ᵉ *édition.* 1890, 1 vol. in-16 de 448 p., avec 18 fig........................... **3** fr. **50**

Leçons sur la physiologie comparée de la respiration, par Paul Bert. 1870, 1 vol. in-8 de 500 p. avec 150 figures... **10** fr.

Les organes des sens dans la série animale. Anatomie et physiologie comparées, par J. Chatin. 1880, 1 vol. in-8 de 726 p., avec 136 figures.. **12** fr.

Mécanisme de la physionomie humaine ou analyse électro-physiologique de l'expression des passions, par Duchenne (de Boulogne). 1 vol. gr. in-8, 264 p. avec 144 fig........ **20** fr.

La physionomie chez l'homme et chez les animaux dans ses rapports avec l'expression des émotions et des sentiments, par Shack. 1886, 1 vol in-8 de 450 p., avec 154 figures........ **7** fr.

Le corps et l'esprit, action du moral et de l'imagination sur le physique, par Tuke. 1886, 1 vol. in-8 de 403 pages....... **6** fr.

Spermatogenèse et fécondation, par Planteau. 1880, in-8, 96 pages... **3** fr.

Traité élémentaire de chimie, par R. ENGEL. 1895, 1 vol. in-8 de 600 p., avec 300 figures....................................... **8 fr.**

Ouvrage rédigé conformément au programme du 31 décembre 1893, pour le certificat d'études physiques, chimiques et naturelles.

Manipulations de chimie, guide pour les travaux pratiques de chimie, par E. JUNGFLEISCH, professeur au Conservatoire des Arts et Métiers et à l'Ecole supérieure de pharmacie. Membre de l'Académie de médecine. 2° *édition.* 1893, 1 vol. gr. in-8 de 1180 p., avec 374 fig., cart.. **25 fr.**

Précis de chimie atomique. Tableaux schématiques coloriés, par DÉBIONNÉ. 1896, 1 vol. in-16 avec 43 pl. color........ **4 fr.**

Dictionnaire de chimie, comprenant les applications aux sciences, aux arts, à l'agriculture, à l'industrie, à l'usage des médecins, des pharmaciens, des laboratoires municipaux, des industriels, des agriculteurs, etc., par E. BOUANT, agrégé des sciences physiques. Préface par M. TROOST (de l'Institut). 1888, 1 vol. gr. in-8 de 1120 p. à 2 col. avec 650 fig........................... **25 fr.**

Les théories et les notations de la chimie moderne, par A. de SAPORTA. Introduction par G. FRIEDEL, membre de l'Institut. 1888, 1 vol. in-16 de 336 pages........................... **3 fr. 50**

Les nouveautés chimiques. Nouveaux appareils de laboratoires, méthodes nouvelles de recherches appliquées à la science et à l'industrie, par POULENC. 1896, 1 vol. in-8 avec 62 fig.. **2 fr. 50**

La pratique des essais commerciaux et industriels, par G. HALPHEN. *Matières minérales,* 1892, 1 vol. in-16 de 342 pages, avec 28 figures, cartonné................................ **4 fr.**

— *Matières organiques,* 1892, 1 vol. in-16 de 350 pages avec 50 fig. cartonné.. **4 fr.**

Traité d'analyse chimique par la méthode des volumes, comprenant l'analyse des gaz et des métaux, la chlorométrie, la sulfhydrométrie, l'acidimétrie, l'alcalimétrie, la saccharimétrie, etc., par POGGIALE. 1856, 1 vol. in-8 de 606 pages.... **9 fr.**

Ferments et fermentations, étude biologique des ferments, rôle des fermentations, par LEON GARNIER, professeur à la Faculté de médecine de Nancy. 1888, 1 volume in-16 de 318 pages avec 65 figures..................................... **3 fr. 50**

Rôle chimique des ferments figurés, par A. CHAPUIS. 1880, in-8, 172 pages................................... **3 fr. 50**

Genèse des ferments figurés, par J. DUVAL. 1878, in-8... **3 fr.**

Synthèse des corps azotés, par LACÔTE. 1880, in-8, 181 p. **2 fr. 50**

De la dissociation, par IMBERT. 1894, gr. in-8.......... **3 fr 50**

Des cyamines, par IMBERT. 1894, gr. in-8,................ **2 fr.**

Propriétés physiques des acides de la série grasse, par GUILLOT. 1895, in-8, 73 pages.................... **2 fr.**

Les produits chimiques employés en médecine, par TRILLAT. 1894, 1 vol. in-16 de 400 p. cart.................... **5 fr.**

Nouveaux éléments de chimie médicale et de chimie biologique, par R. ENGEL, professeur à l'Ecole centrale, membre correspondant de l'Académie de médecine, 4e *édition*. 1892, 1 vol. in-8 de 672 p., avec 107 figures............................ **9 fr.**

Manipulations de chimie médicale, par J. VILLE, professeur de chimie médicale à la Faculté de médecine de Montpellier. 1893, 1 vol. in-18 jésus de 184 p., avec fig. cart..................... **4 fr.**

Programmes et questionnaires de physique, de chimie et d'histoire naturelle, comprenant les questions posées au premier examen du doctorat en médecine par HAMONAIDE. 1895, 1 vol. in-18 de 160 pages............................. **1 fr.**

Résumé du cours de chimie organique, par le prof. CAZENEUVE. 1892, in-8... **7 fr. 50**

Nouveau système de chimie organique, par RASPAIL. 1838, 3 vol. in-8 avec atlas in-4 de 20 planches .... **30 fr.**

Classification des substances organiques, par E. BOURGOIN. 1876, in-8, 100 pages .... **3 fr. 50**

Traité de chimie anatomique et physiologique, normale et pathologique, par ROBIN et VERDÉIL. 3 vol. in-8, avec atlas de 45 pl. col... **36 fr.**

De la densité du sang, sa détermination clinique, ses variations, par LYONNET. 1893, gr. in-8, 160 pages................. **4 fr.**

Le sucre du sang, son dosage, sa destruction, par le Dr BARRAL. 1890, gr. in-8, 93 pages................................ **2 fr. 50**

ANALYSE DES URINES

Guide pratique pour l'analyse des urines, procédés de dosage des éléments de l'urine, tables d'analyse, recherches des médicaments éliminés par l'urine, par MERCIER. 1892, 1 vol. in-18 jésus de 192 p., avec 36 fig. et 4 pl. en couleurs, cart.............. **4 fr.**

La pratique de l'analyse des urines et de la bactériologie urinaire, par le Dr DELEFOSSE, 5e *édition*, 1893. 1 vol. in-18 jésus, 273 p., avec 27 pl. comprenant 103 fig., cart.............. **4 fr.**

Urines, dépôts, sédiments, calculs. Applications de l'analyse urologique à la séméiologie médicale, par GAUTRELET. 1889, 1 vol. in-18 avec 80 figures................................ **6 fr.**

De l'urine, des dépôts urinaires et des calculs, composition chimique, caractères physiologiques et pathologiques et indications thérapeutiques, par BEALE. 1865, 1 volume *in-18*, avec 136 figures.. **7 fr.**

Les éléments figurés de l'urine dans les néphrites, par TAHIER. 1895, gr. in-8 avec 5 pl................................ **5 fr.**

Influence du travail intellectuel sur la variation des éléments de l'urine, par THORION. 1893, gr. in-8, 120 p. avec 7 pl. **3 fr. 50**

La médecine basée sur l'examen des urines, par BRUNNER. 1853, 1 vol. in-8 de 320 pages.............................. **5 fr.**

Les substances alimentaires étudiées au microscope, surtout au point de vue de leurs altérations et de leurs falsifications, par le Dr MACÉ, professeur d'hygiène à la Faculté de médecine de Paris. 1891, 1 vol. in-8 de 600 p., avec 400 fig. et 24 pl. col.. **14 fr.**

Précis d'analyse microscopique des denrés alimentaires, par V. BONNET. Préface par L. GUIGNARD, professeur à l'Ecole supérieure de pharmacie. 1890. 1 vol. in-18 de 200 pages, avec 163 fig. et 20 pl. en chromo, cartonné .... **6 fr.**

Nouveau dictionnaire des falsifications et des altérations des aliments, des médicaments et des produits employés dans les arts, l'industrie et l'économie domestique. par L. SOUBEIRAN. 1874, 1 vol. gr. in-8 de 648 pages, avec figures................ **14 fr.**

Le pain et la viande, par J. de BRÉVANS, chimiste au Laboratoire municipal. 1893, 1 vol. in-16 de 368 pages, cartonné. **4 fr.**

Les légumes et les fruits, par J. de BRÉVANS. 1893, 1 vol. in-16 de 324 pages, avec 132 figures, cartonné.................. **4 fr.**

Les conserves alimentaires, par J. de BRÉVANS. 1896, 1 vol. in-16 de 396 pages, avec 72 figures, cartonné............. **4 fr.**

Procédés pratiques pour l'essai des farines, par CAUVET. 1888, 1 vol. in-16 de 100 p., avec 74 fig........................ **2 fr.**

Le thé, culture, falsifications, richesse en caféine des différentes espèces, par BIÉTRIX. 1892, 1 vol. in-16 de 160 pages..... **2 fr.**

Analyses des beurres, par ZUNE. 1892, 2 vol. gr. in-8... **25 fr.**

La margarine et le beurre artificiel, par GIRARD et DE BRÉVANS. 1889, 1 vol. in-16, 172 pages...................... **2 fr.**

Les matières grasses, caractères, falsifications et essai des huiles, beurres, graisses, etc. par BEAUVISAGE. 1892, 1 vol. in-16 de 324 pages avec 90 figures, cart...................... **4 fr.**

Traité de chimie hydrologique, comprenant l'analyse chimique des eaux douces et minérales, par J. LEFORT. 2e *édition*. 1875, 1 vol. in-8, 798 pages avec 50 figures et une planche..... **12 fr.**

Les eaux d'alimentation, épuration, filtration, stérilisation, par GUINOCHET. 1894, 1 vol. in-16 de 370 p., avec 52 fig..... **5 fr.**

L'eau potable, par COREIL, directeur du Laboratoire municipal de Toulon. 1896, 1 vol. in-16 de 359 p. avec 136 fig...... **5 fr.**

Les eaux potables, par PROTHIERE. 1891, in-8, 110 p..... **3 fr.**

Sophistication et analyse des vins, par A. GAUTIER, professeur de la Faculté de médecine de Paris. 4e *édition*. 1891, 1 vol. in-18 jésus de 356 p., avec 4 pl. col., cart....................... **6 fr.**

Les vins sophistiqués, par BASTIDE. 1889, 1 vol. in-16... **2 fr.**

La coloration des vins par les couleurs de la houille, par P. CAZENEUVE. 1886, 1 vol. in-16 de 316 pages.......... **3 fr. 50**

La coloration artificielle des vins, par MONAVON. 1890, 1 vol. in-16 de 160 pages..................................... **2 fr.**

La chimie des vins, par A. DE SAPORTA. 1889, in-16... **2 fr.**

L'alcoométrie et les alcoomètres, par H. CROS. 1896, gr. in-8, 120 pages.. **3 fr.**

Nouveaux éléments de pharmacie, par ANDOUARD, professeur à l'école de médecine de Nantes. 4ᵉ *édition*. 1892, 1 vol. gr. in-8 de 950 pages, avec 200 figures, cart...................... **20** fr.

Aide-mémoire de pharmacie, vade-mecum du pharmacien à l'officine et au laboratoire, par FERRAND. 5ᵉ *édition*, comprenant les formules du Codex, les médicaments nouveaux, les formules nouvelles et un formulaire vétérinaire. 1891, 1 vol. in-18 jésus de 852 pages, 168 figures, cartonné............................ **8** fr.

Manuel de l'étudiant en pharmacie, par LUDOVIC JAMMES, pharmacien de 1ʳᵉ classe. 10 volumes in-18 de 300 pages illustrées de figures, cartonnés.................•.................... **30** fr.

Aide-mémoire d'analyse chimique et de toxicologie. 1 vol. in-18, cart......... 3 fr.
Aide-mémoire de botanique. 1 vol. in-18, cart.......................... 3 fr.
Aide-mémoire de micrographie et de zoologie. 1 vol. in-18, cart.............. 3 fr.
Aide-mémoire d'hydrologie et de minéralogie. 1 vol. in-18, cart............... 3 fr.
Aide-mémoire de physique. 1 vol. in-18, cart....................... 3 fr.
Aide-mémoire de chimie. 1 vol. in-18, cart........................ 3 fr.
Aide-mémoire de matière médicale. 1 vol. in-18, cart................... 3 fr.
Aide-mémoire de pharmacie chimique. 1 vol. in-18, cart................. 3 fr.
Aide-mémoire de pharmacie galénique. 1 vol. in-18, cart................ 3 fr.
Aide-mémoire d'essais et de dosages. 1 vol. in-18, cart................. 3 fr.

Aide-mémoire de l'examen de validation de stage, par LEON FELTZ, pharmacien de 1ʳᵉ classe. 1896, 1 vol. in-18 de 300 p., avec figures, cartonné..................... **3** fr.

La nouvelle législation pharmaceutique, par DUPUY. 1895, gr. in-8, 128 p............................ **3** fr.

Hygiène du pharmacien, par A. PANNETIER. 1896, in-8, 267 pages............................ **3** fr.

PHYSIQUE MÉDICALE ·

Traité élémentaire de physique biologique, par A. IMBERT, professeur de physique médicale à la Faculté de Montpellier. 1895, 1 vol. in-8 de 1084 p., avec 400 figures................. **16** fr.

Traité élémentaire de physique, rédigé conformément au programme du 31 décembre 1893 pour le certificat d'études physiques, chimiques et naturelles, par IMBERT et BERTIN-SANS. 1896. 2 vol. in-8 de 500 p. avec 400 figures..................... **16** fr.

Manipulations de physique, par BUIGNET. 1877, 1 vol. in-8 de 800 p., 265 fig. et 1 pl. col., cart..................... **16** fr.

Manipulations de physique, par LEDUC, maître de conférences à la Faculté des sciences de Paris. 1895, 1 vol. in-8 de 400 pages avec figures........................ **6** fr.

Dictionnaire d'électricité, comprenant les applications scientifiques et industrielles, par J. LEFÈVRE. Introduction par E. BOUTY, professeur à la Faculté des sciences de Paris. 2ᵉ *édition* mise au courant des nouveautés électriques. 1895, 1 vol. gr. in-8 de 1150 p. avec 1200 fig........................ **30** fr.

La photographie appliquée aux recherches micrographiques, par MOITESSIER. 1866, 1 vol. in-18 jésus, avec 41 fig. **7** fr.

La lumière et les couleurs, au point de vue physiologique, par A. CHARPENTIER. 1888, 1 vol. in-16 de 352 pages....... **3** fr. **50**

Histoire naturelle des drogues simples, par GUIBOURT et PLAN-CHON, 7ᵉ *édition*. 1876, 4 vol. in-8, avec 1077 figures...... **36** fr.

Éléments de botanique médicale, description des végétaux utiles à la médecine et des espèces nuisibles vénéneuses ou parasites, par MOQUIN-TANDON, 4ᵉ *édition*. 1894, 1 volume in-18 avec 128 figures, cart...................................... **4** fr.

Nouveau dictionnaire des plantes médicinales, description, habitat et culture, récolte, conservation, partie usitée, composition chimique, formes pharmaceutiques et doses, action physiologique, usages dans le traitement des maladies, par HÉRAUD, 3ᵉ *édition*. 1895, 1 vol. in-18 de 650 p., avec 300 fig., cartonné. **7** fr.
Édition in-8, *avec figures coloriées*........................ **20** fr.

Manuel de l'herboriste, par RECLU. 1889, 1 vol. in-16 de 160 p., avec 52 fig................................. **2** fr.

Manipulations de botanique médicale et pharmaceutique. Iconographie histologique des plantes médicinales, par HÉBAIL et BONNET. Préface par le professeur G. PLANCHON. 1891, 1 vol. gr. in-8, 320 pages avec 223 figures et 36 pl. col., cart....... **20** fr.

Manipulations de botanique, par GIROD, 2ᵉ *édition*. 1895, 1 vol. gr. in-8, avec 35 pl., cart................................. **12** fr.

Nouveaux éléments d'histoire naturelle médicale, par CAUVET, 3ᵉ *édition*. 1885, 2 vol. in-6 de 600 p. avec figures. **12** fr.

Nouveaux éléments de matière médicale, par CAUVET. 1886-1887, 2 vol. in-18 jésus, ensemble 1750 p., avec 701 fig.. **15** fr.

Cours élémentaire de botanique, par CAUVET. 1885, 1 vol. in-18 de 815 pages, avec 734 fig., cartonné.................... **10** fr.

Éléments de botanique, par P. DUCHARTRE, de l'Institut, 3ᵉ *édition*. 1885, 1 vol. in-8 de 1272 pages avec 571 figures, cart.... **20** fr.

Traité élémentaire de botanique, à l'usage des candidats au certificat d'études physiques, chimiques et naturelles, par L. COURCHET, professeur à l'Ecole de pharmacie de Montpellier. 1896, 1 vol. in-8 de 800 pages avec figures...........................

Anatomie et physiologie végétales, par L. GÉRARDIN. 1895, 1 vol. in-8 de 478 pages avec 535 figures.................. **6** fr.

Flore de France, par ACLOQUE. Préface de M. ED. BUREAU, professeur au Muséum. 1894, 1 vol. in-16 de 840 pages, illustré de 2165 fig.. **12** fr. **50**

Étude des ipécacuanas, par le Dʳ JACQUEMET. 1890, 1 vol. in-8 avec 19 planches.................................. **12** fr.

Les lichens, par ACLOQUE. 1893, 1 vol. in-16........... **3** fr. **50**

Les champignons, par ACLOQUE. 1892, 1 vol. in-16.. **3** fr. **50**

Les champignons comestibles et vénéneux de la France, par BOYER. 1891, 1 vol. gr. in-8, avec 50 pl. col. cartonné..... **28** fr.

Les champignons, considérés dans leurs rapports avec la médecine, l'hygiène publique et privée, par GAUTIER. 1 vol. gr. in-8 de 505 pages avec 16 planches en chromo, 195 figures... **18** fr.

Effets toxiques de l'ammanite bulbeuse, par HERMEL. 1865, gr. in-8... **1** fr.

Traité élémentaire de parasitologie animale et végétale, appliquée à la médecine, par Moniez. 1896, 1 vol. in-8 de 600 p., avec 250 figures.. **10 fr.**

Traité des Entozoaires et des maladies vermineuses chez l'homme et chez les animaux domestiques, par Davaine. 2ᵉ *édition*, 1871. 1 vol. in-8 de 1003 pages avec 110 figures..... **14 fr.**

L'œuvre de Davaine. 1889, 1 vol. in-8 de 863 p. avec p. **14 fr.**

Éléments de zoologie, par H. Sicard, doyen de la Faculté des sciences de Lyon. 1883, 1 vol. in-8 de 842 pages, avec 758 fig. cartonné... **20 fr.**

Traité élémentaire de zoologie, par L. Gerardin. 1893, 1 vol. in-8 de 472 pages, avec 500 figures...................... **6 fr.**

Aide-mémoire de zoologie, à l'usage des candidats au certificat d'études physiques, chimiques et naturelles, par Girard. 1895, 1 vol. in-18 de 300 p., avec 100 figures, cart.............. **3 fr.**

Manipulations de zoologie. Guide pour les travaux pratiques de dissection, par Girod. *Animaux invertébrés.* 1889, 1 vol. grand in-8 avec 25 pl. en noir et en couleurs, cart............... **10 fr.**

Animaux vertébrés. 1892, 1 volume gr. in-8, avec 32 pl. cart. **10 fr.**

Éléments d'anatomie comparée, par R. Perrier. 1893, 1 vol. in-8 de 1008 pages, avec 650 fig. et 8 pl. en couleurs, cart.. **22 fr.**

Manuel de vivisections, par Ch. Livon, professenr à l'Ecole de médecine de Marseille. 1882, 1 vol. in-8................... **9 fr.**

Aide-mémoire d'anatomie comparée, par le professeur Girard. 1895, 1 vol. in-18 de 300 p., avec 100 fig. cart............. **3 fr.**

Faune de France, contenant la description de toutes les espèces indigènes disposées en tableaux analytiques, illustrée de nombreuses figures, par Acloque. 1896, 4 vol. in-16...............

I. **Insectes**: *Coléoptères,* 1 volume in-16.................. **8 fr.**

Les merveilles de la nature, par Brehm. 14 vol. gr. in-8, avec 6000 figures et 200 planches............................... **168 fr.**

— *Les races humaines,* 1 vol. — *Les Mammifères,* 2 vol. — *Les Oiseaux,* 2 vol. — *Les Reptiles,* 1 vol. — *Les Poissons et les Crustacés,* 1 vol. — *Les Insectes,* 2 vol. — *Les Vers, Mollusques, Zoophytes,* 1 vol. — *La Terre,* 1 vol. — *La Terre avant l'apparition de l'homme,* 1 vol. — *Le monde des plantes,* 2 vol. Chaque volume broché, 12 fr. — Relié.................. **17 fr.**

Les sciences naturelles et l'éducation, par Th. Huxley. 1891, 1 vol. in-16 de 360 p.................................. **3 fr. 50**

La place de l'homme dans la nature, par Th. Huxley. 1892, 1 vol. in-16 de 360 pages, avec 84 figures.............. **3 fr. 50**

Les problèmes de la biologie, par Th. Huxley. 1892, 1 vol. in-16 de 316 pages.................................. **3 fr. 50**

L'évolution et l'origine des espèces, par Th. Huxley. 1892, 1 vol. in-16 de 344 pages, avec 20 fig.................. **3 fr. 50**

Science et religion, par Th. Huxley. 1893, 1 volume in-16 de 394 pages.. **3 fr. 50**

Dictionnaire de médecine, de chirurgie, de pharmacie, de l'art vétérinaire et des sciences qui s'y rapportent, par EMILE LITTRÉ, membre de l'Académie française et de l'Académie de médecine. Ouvrage contenant la synonymie *grecque, latine, allemande, anglaise, italienne et espagnole.* 17° *édition* mise au courant des progrès des sciences médicales et biologiques et de la pratique journalière. 1893, 1 vol. gr. in-8 de 1904 pages à 2 colonnes avec 600 figures, cartonné...................... **20** fr.
Relié en demi-maroquin, plats toile.................:........ **25** fr.

Mise au courant des progrès de la science et de la pratique, la *dix-septième édition* du *Dictionnaire de médecine* de LITTRÉ contient beaucoup d'articles nouveaux, qui n'existaient pas dans les éditions antérieures.

Cet ouvrage comprend la Physique et la Chimie, l'Histoire naturelle, l'Anatomie comparée, l'Anatomie humaine normale et morbide, la Physiologie et la Pathologie générale surtout au point de vue de leurs relations avec la médecine.

La Médecine et la Chirurgie proprement dites, tant sous le rapport théorique que pratique, les Médicaments nouveaux, les Opérations nouvelles, les Microbes nouvellement déterminés, les Maladies récemment décrites ont été l'objet d'articles importants.

L'hygiène publique et la salubrité, la prophylaxie des maladies contagieuses, les procédés de désinfection, de stérilisation, d'antisepsie, qui attirent de plus en plus l'attention, n'ont pas été omis. Les sciences médicales et vétérinaires s'éclairant et se complétant mutuellement, l'Anatomie, la Physiologie, la Pathologie, la Thérapeutique, l'Hygiène vétérinaire, sont l'objet d'articles spéciaux.

Tel qu'il est aujourd'hui, le *Dictionnaire de médecine* de LITTRÉ n'est pas seulement une liste de mots accompagnés d'explications succinctes, un vocabulaire dont les définitions sont d'ailleurs irréprochables, le nom de LITTRÉ étant au point de vue philologique une garantie absolue ; il est descriptif non moins qu'explicatif, il donne le moyen de comprendre toutes les locutions usuelles dans les sciences médicales ; il permet, par la multiplicité de ses articles, d'éviter des recherches dont l'érudition la plus vaste ne saurait aujourd'hui se dispenser ; il forme en même temps une encyclopédie complète, présentant un tableau exact de nos connaissances, mis au courant des progrès de la science et des besoins usuels de la pratique journalière.

Nouveau dictionnaire de médecine et de chirurgie pratiques, publié sous la direction de M. le Dr S. JACCOUD, professeur à la Faculté de médecine de Paris, 40 volumes in-8, comprenant ensemble 33,000 pages, avec 3,660 figures .... **400** fr.

Le dictionnaire de JACCOUD, terminé il y a cinq ans, n'a pas vieilli, parce que c'est surtout un livre de pratique, où les théories, seules sujettes à changement, ont été à dessein laissées de côté.

La pathologie et la clinique n'ont pas changé, et les praticiens qui ont donné leurs concours à cette œuvre considérable sont toujours les maîtres les plus renommés de nos hôpitaux et de nos facultés. Il nous suffira de citer, parmi les collaborateurs de cette encyclopédie, les noms de MM. BROUARDEL, BOUILLY, BRISSAUD, CHAUFFARD, DIEULAFOY, DOLÉRIS, M. DUVAL, A. FOURNIER, BALLET, HALLOPEAU, HARDY, JACCOUD, LABADIE-LAGRAVE, LANNELONGUE, LE DENTU, LETULLE, LEPINE, PANAS, PROUST, J. ROCHARD, RICHET, Germain SÉE, SCHWARTZ, Jules SIMON, STRAUS, TARNIER, etc.

Si la thérapeutique s'est enrichie pendant ces dernières années de médicaments nouveaux et de médications nouvelles, et si la chirurgie a modifié quelques-unes de ses méthodes opératoires, toutes ces nouveautés se trouvent consignées dans le supplément qui forme le Tome XL et dernier de l'ouvrage.

Aide-mémoire de médecine, de chirurgie et d'accouchements, vade-mecum du praticien, par le Dr CORLIEU, 5° *édition*, mise au courant des progrès de la thérapeutique journalière. 1895, 1 vol. in-18 jésus de 750 pages avec 450 fig. cart.......... **7** fr.

Le Carnet du médecin, tableaux du pouls, de la respiration et de la température, comptabilité, 1 cahier oblong cartonné.. **1** fr.

MANUEL DU DOCTORAT EN MÉDECINE
Par le professeur **Paul LEFERT**
Collection nouvelle en 23 vol. in-18 à 3 fr. le vol. cartonné

Aide-mémoire de physique médicale. 1 vol. in-18, cart....... 3 fr.
Aide-mémoire de chimie médicale. 1 vol. in-18, cart......... 3 fr.
Aide-mémoire d'histoire naturelle médicale. 1 vol. in-18, cart. 3 fr.
Aide-mémoire d'anatomie à l'amphithéâtre. 1 vol. in-18, cart.. 3 fr.
Aide-mémoire d'histologie et d'embryologie. 1 vol. in-18, cart. 3 fr.
Aide-mémoire de physiologie. 1 vol. in-18, cart.............. 3 fr.
Aide-mémoire de pathologie générale. 1 vol. in-18, cart...... 3 fr.
Aide-mémoire de pathologie interne. 1 vol. in-18, cart....... 3 fr.
Aide-mémoire de pathologie externe. 1 vol. in-18, cart....... 3 fr.
Aide-mémoire de chirurgie des régions. 2 vol. in-18, cart..... 6 fr.
Aide-mémoire de médecine opératoire. 1 vol. in-18, cart..... 3 fr.
Aide-mémoire d'anatomie topographique. 1 vol. in-18, cart... 3 fr.
Aide-mémoire de thérapeutique. 1 vol. in-18, cart.......... 3 fr.
Aide-mémoire de pharmacologie et de matière médicale. 1 vol. 3 fr.
Aide-mémoire d'hygiène et de médecine légale. 2 v. in-18, cart. 6 fr.
Aide-mémoire de clinique médicale et de diagnostic. 1 v. in-18. 3 fr.
Aide-mémoire de clinique chirurgicale. 1 vol. in-18, cart...... 3 fr.
Aide-mémoire d'anatomie et d'histologie pathologiques. 1 vol. 3 fr.
Aide-mémoire d'accouchements. 1 vol. in-18, cart........... 3 fr.
Aide-mémoire de médecine hospitalière. 1 vol. in-18, cart.... 3 fr.
Aide-mémoire du médecin auxiliaire. 1 vol. in-18, cart..... 3 fr.

MANUEL DU MÉDECIN PRATICIEN
Par le professeur **Paul LEFERT**
Collection nouvelle en 14 vol. in-18 à 3 fr. le vol. cartonné

La pratique journalière de la médecine dans les hôpitaux de Paris
(Maladies microbiennes et parasitaires.)— 1 v. in-18, cart..... 3 fr.
La pratique journalière de la chirurgie dans les hôpitaux de Paris.
1 vol. in-18, 324 pages, cartonné .... 3 fr.
La pratique gynécologique et obstétricale dans les hôpitaux de Paris.
2 vol. in-18, cartonné, chaque............................. 3 fr.
La pratique dermatologique et syphiligraphique dans les hôpitaux
Paris. 1 vol. in-18, 288 pages, cartonné................... 3 fr.
La pratique des maladies des enfants dans les hôpitaux de Paris.
1 vol. in-18, 285 pages, cartonné.......................... 3 fr.
La pratique des maladies du système nerveux dans les hôpitaux de
Paris. 1 vol. in-18, 288 pages, cartonné................... 3 fr.
La pratique des maladies de l'estomac et de l'appareil digestif dans
les hôpitaux de Paris. 1 vol. in-18, 288 pages, cartonné..... 3 fr.
La pratique des maladies des poumons et de l'appareil respiratoire
dans les hôpitaux de Paris. 1 vol. in-18, 288 pages, cartonné. 3 fr.
La pratique des maladies du cœur et de l'appareil circulatoire dans
les hôpitaux de Paris. 1 vol. in-18, 288 pages, cartonné..... 3 fr.
La pratique des maladies des voies urinaires dans les hôpitaux de
Paris. 1 vol. in-18, 288 pages, cartonné................... 3 fr.
La pratique des maladies des yeux dans les hôpitaux de Paris. 1 vol.
in-18, 288 pages, cartonné................................ 3 fr.
La pratique de maladies du larynx, du nez et des oreilles dans les
hôpitaux de Paris. 1 vol. in-18, 288 pages, cartonné........ 3 fr.
La pratique des maladies de la bouche et des dents dans les hôpitaux
de Paris. 1 vol. in-18, 288 pages, cart.................... 3 fr.

ENVOI FRANCO CONTRE UN MANDAT SUR LA POSTE

www.ingramcontent.com/pod-product-compliance
Ingram Content Group UK Ltd.
Pitfield, Milton Keynes, MK11 3LW, UK
UKHW020821120726
13693UKWH00002B/407